JN127152

麻酔科研修実況中継！

第**5**巻 ［術後・ペインクリニック・緩和医療での痛み治療編］

香川大学医学部麻酔学講座教授 **荻野祐一** ［監修］

香川大学医学部
地域医療共育推進オフィス **駒澤伸泰** ［著］
特命教授

中外医学社

監修の言葉
―麻酔科医が扱う「痛み」を理解する―

　われわれ麻酔科医が患者さんに麻酔をするのは，患者さんの生体恒常性を維持しつつ，手術侵襲から守るためと言われる．しかし，もっと直感的な理由として，メスを身体に加えられたら痛くて耐えられない，痛みが恐ろしいので意識をなくして欲しいといった，万人が抱く，痛みに対する根源的な恐れがあるのではないだろうか．痛みが怖いから麻酔してほしいと願うわけである．つまり麻酔とは，古来，人類が待ち望んでいた"痛みからの解放"を実現した知識体系と技術であり，"痛みからの解放"とは医の原点と言っても良い．

　そのような"痛みからの解放"を，日々実現している我々麻酔科医が培ってきた経験，知識，技術を体系的に，しかも（ここが最も重要だが）分かりやすく，麻酔科レジデントに習得してもらうための書が本書である．オーベン（医師上司）とレジデント（麻酔科研修医）の会話形式で進む本書は，レジデントからの様々な素朴な疑問にオーベンが応えながら，痛みの解剖や生理，薬理など，基礎医学的な理解をイラストレーションとともに進めてゆく．

　さらに，本書の特筆すべき点は，麻酔科医が手術室で培ってきた痛みに対する知識体系と技術が，集中治療，ペインクリニック，緩和医療へと様々に拡がり応用されていったことが，まるで山から谷へ海へと水が流れるよう，自然に理解できるようになっている点である．私の知る限り，このように分かりやすく呈示した本は他に存在しない．

　痛みを理解し，適切な鎮痛を求めることは人間の根源的な欲求であり，科学的な探求もまた止む事はない．例えば，痛みの三要因である神経障害性，侵害受容性，心因性のうち最後の心因性の痛みに関して，実は

2021 年秋に「痛覚変調性」へと概念が変わったことが挙げられる．もし本書を読み終わり「痛み」への理解と興味が深まったら，是非，麻酔科医として，医師として，そして一人の人間として，我々自らの人生を豊かにするために「痛み」への探求を共に深められたらと思う．

　　　　2023 年秋

香川大学医学部麻酔学講座　教授

荻 野 祐 一（OGINO Yuichi）

プロローグ

　麻酔科医の魅力の一つに「痛み治療の専門家であること」があげられます．現在，痛みの治療としてオピオイド，NSAID，アセトアミノフェンだけでなく，超音波技術の発達により末梢神経ブロックに関する選択肢が広がりました．

　麻酔科レジデントは，麻酔科専門医を取得するまでは，ペインクリニックや緩和医療を長期間研修することは難しいかもしれません．また，痛みの治療のイメージが術後鎮痛とペインクリニック，緩和医療では少々異なるかもしれません．しかし，痛み治療の概要は，手術室での術後鎮痛をイメージすることで，理解が促進します．

　この第5巻では，麻酔科レジデントの中山，播磨，海江田の3人が，痛みの治療の考え方を身に付けるために奮闘します．まず，なじみのある術中管理との対比を通じて，術後鎮痛に対するイメージをつけます．
　そして，少し痛みのメカニズムを学んだ後に，ペインクリニックと緩和医療をローテーションします．

　「痛みとは何か？」というテーマに立ち向かおうとするレジデント3人の足音が聞こえてきました．

目 次

●第5巻 登場人物紹介●

黒澤先生
麻酔科の教育主任.
麻酔科専門医, ペインクリニック専門医, 緩和医療専門医である. 謎の多い指導医であるが, 徐々にその専門性が明らかになっていく予定.

中山先生
麻酔科の後期専門研修医（レジデント）.
学生の頃から, 痛みのメカニズムや治療に興味があり, 麻酔科に入局した. 学生時代は硬式テニス部. 優柔不断なところもあるが, 真摯に患者と向き合おうとしている.

播磨先生
麻酔科のレジデント.
大山崎市民病院で2年, 初期臨床研修医として研鑽を積み, 麻酔科に入局した. 将来は集中治療を志している.

海江田先生
麻酔科のレジデント.
東京の豊洲中央病院で研修後, 麻酔科の教育システムに惹かれ, 入局. 心臓麻酔にとくに興味がある.

松上先生
麻酔科所属. 専門医受験直前のレジデント.
大学時代は, E.S.S.に所属していた. その小柄な見た目とは裏腹にガッツがあり, 頭脳明晰. 将来は, 小児周術期管理のプロフェッショナルを目指している.

渡辺先生
消化器内科の後期専門研修医（レジデント）.
消化器内科専攻. 緩和医療に少し興味がある. 学生時代は茶道部所属. 冷静沈着である. 第1巻～第4巻参照.

Chapter 01

手術からイメージする痛み治療

Introduction

麻酔科は，痛み管理の専門家です．

しかし，いきなりペインクリニックや緩和医療の話題は，難しいかもしれません．

この章では，手術の痛みについてまず考えたいと思います．

ペインクリニック・緩和医療の研修前に，オリエンテーションが行われています．

■■■手術から考える「痛み」

 さて，この第5巻は「痛み」をテーマとしていますが，ペインクリニックや緩和医療というと，麻酔科レジデントの先生は少しイメージしにくいかもしれません．

 ペインクリニックはとてもかっこいいと思いますが，考え方がわかりにくいです．

 ペインクリニックや緩和医療は主に慢性痛を扱うけど，手術室麻酔では急性期の痛みを扱いますね．

慢性痛と急性期の痛みということですね.

 痛みについて理解するため, まずは手術操作に対する鎮痛と術後鎮痛を考えていきましょう.

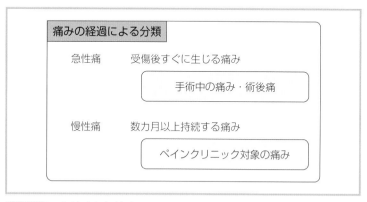

図1-1 ●急性痛と慢性痛

 なるほど, **確かに手術は人為的な外傷**ですからね. 手術中の痛みが外傷を受けている時の痛みであり, 術後痛が外傷後の痛みですよね.

 その通り, 痛みのメカニズムは手術麻酔もペインクリニックも一緒だよね. まずは, この点に着目しましょう. **図1-2** のように, 外部刺激からの痛みは侵害受容器から脊髄後角を介して, 脊髄視床路を通って大脳に伝達されるね.

 わかります. そして, オピオイド等の鎮痛薬の作用を増強するのが下行性抑制系でしたね. **時間経過とともに痛みが減少するのも下行性抑制系の作用**ですよね.

 その通りだね. では, 全身麻酔を開始するところから痛みに着目していこう. 手術の痛みは, ほとんどが侵害受容痛だね. 局在のはっきりした体性痛と内臓痛に分けられるね.

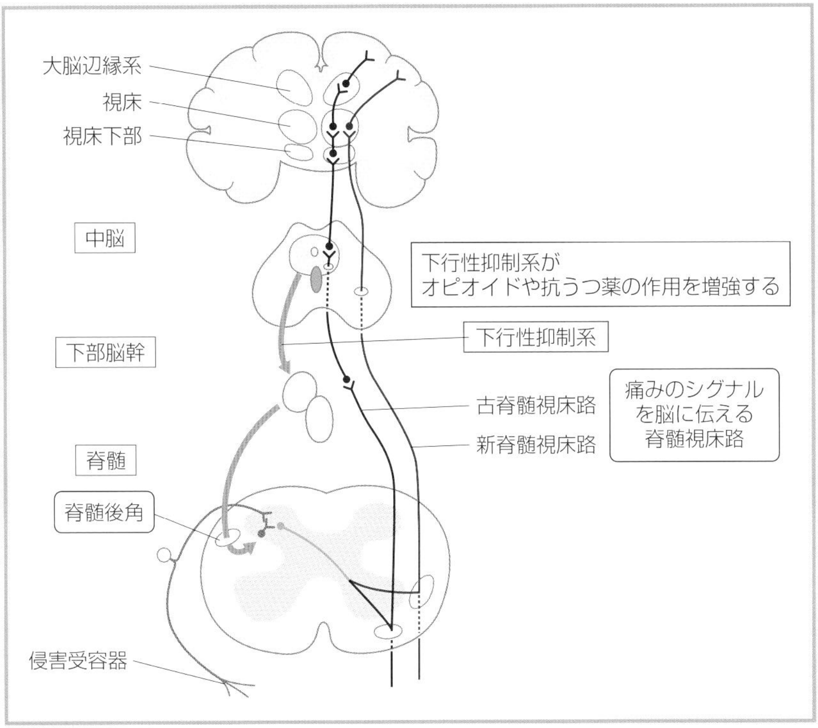
大脳辺縁系
視床
視床下部
中脳
下行性抑制系が
オピオイドや抗うつ薬の作用を増強する
下部脳幹
下行性抑制系
古脊髄視床路
新脊髄視床路
痛みのシグナル
を脳に伝える
脊髄視床路
脊髄
脊髄後角
侵害受容器

図1-2 ●痛みの伝導路

全身麻酔導入時の痛みと鎮痛

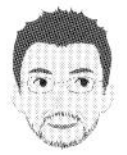

では，患者さんが手術室に入室されたら，本人確認の後，何をしますか？

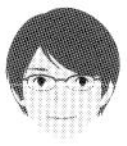

点滴確保を行います.

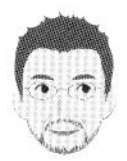

予想されるのはどんな痛みだろうか？　何に注意すべきだろうか？

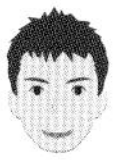

穿刺箇所がはっきりしているので，局在が明確な体性痛に分類される侵害受容痛です.

神経障害を予防するために，ビリビリする痛みがないかを問診し，できるだけ手背で確保します．

 そうだね，神経を障害すると，持続する慢性痛である神経障害痛に移行する可能性があるね．

 点滴確保にも，侵害受容痛や神経障害痛が関連するのですね．

 そうだね，不安がそこに加わると，心因痛も加わるかな？痛みを精神状態が修飾することは，術後痛やペインクリニックでも共通だね．

 なるほど．

 侵害受容痛は皮膚，筋肉，粘膜の侵害受容器を通じて発生するけど，神経障害痛は，受容体を介さないね．神経の何らかの障害で神経障害痛が発生することが点滴確保を例にとっても理解できるよ．

■■気管挿管と「痛み」

 さて，点滴を確保した後に，次は何をするかな？

 全身麻酔導入ですね．オピオイドであるレミフェンタニルを持続投与します．

 全身麻酔導入では，どの操作が痛いのでしょうか？　どの操作でもバイタルサインは変化しない印象がありますが．

 強力な鎮痛薬であるレミフェンタニル世代の皆さんにはイメージがつきにくいかもしれないけど，**気管挿管は非常に大きい侵襲**なのだよ．

確かに，気管挿管時の侵襲の大きさは血圧上昇の大きさで推測できると学びました．でも，気管挿管は痛いのでしょうか？

　気管内に気管チューブが入る時に咳をするのは反射の要素もあるけれど，**喉頭展開は非常に大きな「痛み」**だよ．

　なるほど．患者さんに優しい麻酔をするには，喉頭展開にかかる力を最小限にする必要がありますね．

　ビデオ喉頭鏡の方がマッキントッシュ型より生体に非侵襲的というのは，こういう観点なのですね．

　その通りだね．気道管理においても生体への負荷を最小限にするのが麻酔科の仕事だね．

手術操作と痛み

　では，手術操作の痛みを考えよう．

　最初に，メスで皮膚を切開するのは，局在の明確な体性痛に分類される侵害受容痛と思います．

　その後，電気メスで切開していきますので，熱刺激も加わると思います．

　そうだね，**腹膜切開時の痛みが非常に強いので，手術から最初の5分は絶対に目を離さないという鉄則**があるね．次に，患者さんが強い痛みを感じる時はいつかな？

　ケント鉤などで腹壁を伸展するときや，気腹開始時に腹膜が刺激されるときは痛みが増強する印象を受けます．

　そうですね．黒澤先生がおっしゃっていたように，侵害受容痛は皮膚，筋肉，粘膜の全てにある侵害受容器を通じて伝わるのだよね．他には，温生食による腹部洗浄でも血圧上昇がみられることが多く，刺激が強いと思います．

その通りだね．それも全て，機械刺激，熱刺激による侵害受容痛だね．だから，ほとんどの手術時の痛みがレミフェンタニルという持続オピオイド投与によりコントロールできるのだね．

　なるほど，そして，術後鎮痛として，内臓痛と体性痛の両方に対応するため，フェンタニルなどのオピオイドに加えてアセトアミノフェンやNSAIDを投与するのですね．

　その通りです．オピオイドには嘔気や腸管運動抑制をはじめとして，さまざまな合併症がありますね．なので，硬膜外麻酔や神経ブロックも術後鎮痛の選択肢なのです．神経損傷や切断の場合に，神経障害痛が発生します．また，術後痛は，先ほど述べたように，患者さんの精神状態にも大きく影響されます．手術の痛みも他の痛みと同じように，ほとんどが混合性なので，総合的なアプローチが必要です．

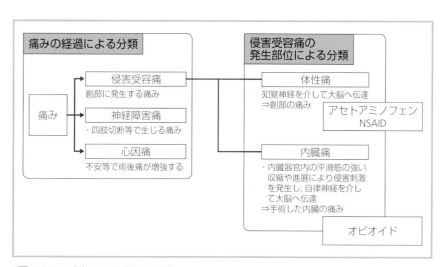

図1-3 ●手術による痛みの分類

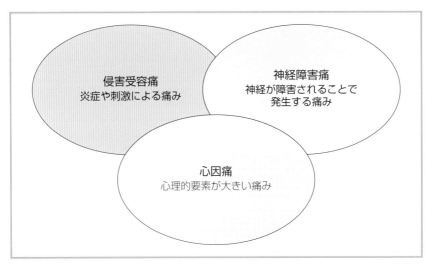

図1-4 ●痛みは混合性がほとんど

　なるほど．ところで，一次疼痛，二次疼痛というのは，あまり手術麻酔では関係なさそうですね．

　そうだね．**痛覚は，軸索を有するAδと軸索を有さないC線維に大きく分けられる**ね **図1-5**．Aδは伝導速度が速く，Cが比較的遅く，新幹線と各駅停車という表現で説明されることが多いね．ただ，この分類は，麻酔管理上は大きく影響しないかな．**術野をよく観察して，切断や伸展，洗浄などのさまざまな操作が侵害受容痛ということを理解**しましょう．

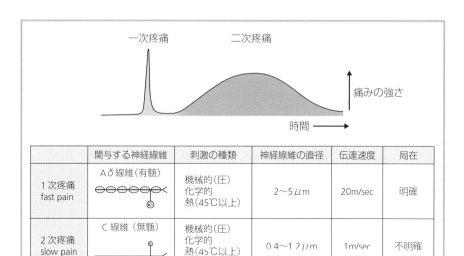

	関与する神経線維	刺激の種類	神経線維の直径	伝達速度	局在
1次疼痛 fast pain	Aδ線維(有髄)	機械的(圧) 化学的 熱(45℃以上)	2〜5μm	20m/sec	明確
2次疼痛 slow pain	C線維(無髄)	機械的(圧) 化学的 熱(45℃以上) 冷	0.4〜1.2μm	1m/sec	不明確

図1-5 ●一次疼痛と二次疼痛

■■ 手術操作と神経障害痛

 手術麻酔では，神経障害痛はあまり関係ないのでしょうか？

 術中に関しては，四肢切断時に神経を切断するので，神経障害痛につながることもあるね．例としては，骨盤内操作による坐骨神経損傷などかな．

 ペインクリニックは手術操作による神経障害痛も対象としているのはそういうことなのですね．

 そうだね．さらに，呼吸器外科手術では，肋間神経障害による開胸術後症候群が辛い術後合併症だね．その他にも，脊髄手術後の Failed Back Syndrome も手術関連の神経障害痛だね．

なるほど，ビリビリと焼けつくような痛みという神経障害痛の特徴ですね．**図1-6** にあるように『痛みを伝える神経自体が障害される痛み』ということですね．

　神経障害痛は，侵害受容痛のように必ずしもオピオイドが有効でなく，カルシウムチャネルやナトリウムチャネルに作用する薬剤が有効なこともあるよ．発生メカニズムが異なるので治療薬も異なるのだね．

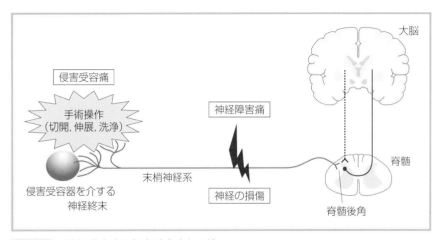

図1-6　● 神経障害痛と侵害受容痛との違い

● 手術操作と痛み　レミフェンタニルは万能か？

　超短時間作用型のオピオイドであるレミフェンタニルの登場により，全身麻酔導入や維持は比較的シンプルになったように見えます．しかし，レミフェンタニルの高濃度投与は術後の痛覚過敏につながる可能性も報告されており，適切な濃度での管理が必要です．

　麻酔管理を行う際には，気管挿管時の喉頭展開，手術操作（切開，伸展，洗浄，気腹）による生体侵襲をイメージすることが

大切です．そして，電気メスや過伸展の加わる手術操作による痛みと術後痛の違いを意識することが，安全な術後鎮痛を構築するために必要です．

ペインクリニックと手術麻酔は別分野と考える方もおられますが，痛みに対する基本的考え方は共通です．

● 手術と神経障害痛

神経障害痛とは，さまざまな原因によって，神経が異常な興奮をすることで起こる痛みです．代表的なものには，坐骨神経痛，三叉神経痛，帯状疱疹後神経痛，有痛性糖尿病性神経障害があります．本邦でも，多くの患者さんが神経障害痛に苦しんでいます．

手術室医療においても，点滴確保時の神経損傷，手術操作による神経切断や神経障害が発生原因となることもあります．手術操作で，予め神経障害痛の発生が予測されるような場合にケタミン投与や神経ブロック等で予防を試みることもあります．

ポイント

☑ 痛みは急性痛（手術・外傷）と慢性痛に分けられる

☑ 痛みは，原因別に侵害受容痛，神経障害痛，心因痛に分けられる

☑ 侵害受容痛は，局在のはっきりした体性痛とはっきりしない内臓痛に分けられる

☑ 術後痛にはオピオイドと NSAID やアセトアミノフェンを組み合わせて対応する

☑ 点滴確保や手術操作でも神経障害痛は発生する

参考文献

1) 田中 聡. 遷延性術後痛. 最新医学. 2017; 72: 746-9.
2) 長谷川麻衣子. 術後痛と手術部位感染・創傷治癒. 日本臨床麻酔学会誌. 2017; 37: 637-42.
3) 辛島裕士. 術後疼痛. 臨牀と研究. 2017; 94: 413-8.
4) 濱田 宏. 安全で効率的な術後痛管理. 日本臨床麻酔学会誌. 2017; 37: 49-57.

Ｍ ｅ ｍ ｏ 手術からイメージする痛み治療について，気が付いたことを書き込みましょう

Chapter 02

術後鎮痛のさまざまな方法と合併症

Introduction

術後鎮痛のセッティングは，麻酔科医の重要な仕事です．

この章では，さまざまな術後鎮痛法と合併症管理について学びながら，安全で有効な術後鎮痛とは何かを考えていきましょう．

今日は，中山先生と播磨先生が，黒澤先生と術後鎮痛についてディスカッションしています．

■■ 術後鎮痛がもしなかったら？

 　まずは，なぜ術後鎮痛が必要か，を考えてみよう．もし術後鎮痛がなければ，どんなことが患者さんに起こるかな？

 　やはり，術後痛が強いと血圧上昇が起こり，創部やドレーン出血が増加すると思います．場合によっては，術後痛による血圧異常上昇により脳出血等も発生すると思います．

 　そうだね，痛いと不快なだけでなく，血圧も上昇するよね．それから，痛みで動けないと何が起こるかな？

痛いと不動化の時間が長くなるので，深部静脈血栓症のリスクも上昇します．**痛みのコントロールが良好であることは，翌日の「第一歩行」や「早期離床」につながり，深部静脈血栓症予防にも有効**と思います．

 その通り，痛みは他にどんなリスクを起こすだろうか？

 痛いと，抗利尿ホルモンなどにより，利尿が得られにくい印象があります．

 そうだね，**痛いと末梢臓器血流が低下して，さまざまな臓器障害が起こる可能性**があるね．もしかしたら，末梢血流低下により，創傷治癒も悪化するかもしれないね．

 術後鎮痛は，患者さん自身の苦痛を取るだけでなく，術後合併症を減らす目的でも重要なのですね．

■■ 理想的な術後鎮痛とは？

 さて，どんな術後鎮痛が理想かな．最初にディスカッションしましょう．

 やはり，患者さんが全く痛がらないような術後を過ごせることでしょうか？

 なるほど．播磨先生はどう思いますか？

 合併症が少ない鎮痛法が一番だと思います．

 2人の意見はまさに正鵠を得ているね．**痛みがなく，なおかつ合併症の少ない術後鎮痛が理想**だね．ただ，完全な無痛，過剰鎮痛は果たして安全かな？

確かに，傷が離開するような力が加わるときに痛みを感じないと，逆に危ないですよね.

　そうだね，痛みは警告信号だからね. 痛みを感じることができない先天性無痛症の患者さんは，平均寿命が短く小児期に亡くなることも珍しくないね. 痛みを感じないので，舌先を嚙むことや，目をこするだけで角膜を損傷することも多いよ.

　なるほど，警告信号としての痛みは重要ですね. また，過剰鎮痛になると位置覚も影響されて，せん妄が発生しやすいとも聞いたことがあります.

　やはり，オピオイド等の過剰鎮痛は，**呼吸抑制**や反射抑制で危険だと思います.

　その通りだね，術後鎮痛は，①夜間就眠の確保，②安静時痛からの解放，③体動時痛からの解放，の順番で目指していきましょう **図2-1** .

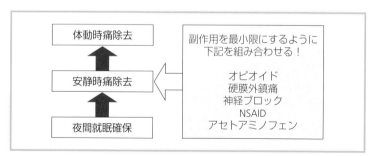

図2-1 ●術後痛の対応目標

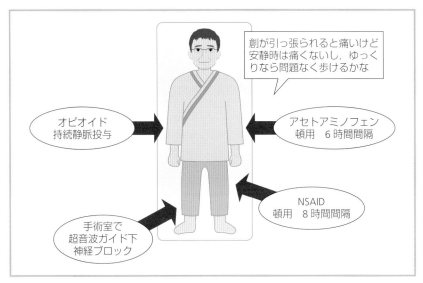

図2-2 ●理想的な術後鎮痛の1例

■ バランス鎮痛（multimodal analgesia）図2-2

 なるほど，では，良い術後鎮痛を提供するには，どのような鎮痛薬を用いるのがいいのでしょうか？

 第1章で，痛みは内臓痛と体性痛に分類されると説明したね．そして内臓痛にはオピオイドが有効で，体性痛にはNSAIDやアセトアミノフェンが有効だったね．

 それぞれの痛みに対して，有効な鎮痛薬は異なるということですね．

 その通りだよ．そして，鎮痛薬の合併症を減らすためにはどうすればいいかな？

 それぞれの症例に対して，痛みの性状を考慮して鎮痛薬を選択することや，1種類の鎮痛法だけに頼らないことです．

その通り，それぞれの鎮痛薬を併用して，『合併症が少なく，かつ有効な術後鎮痛』をバランス鎮痛というよ.

　なるほど．例えば，讃岐医科大学では，腹腔鏡下大腸切除術に対して，『持続静脈フェンタニル＋腹横筋膜面ブロック＋腹直筋鞘ブロック』を行っていますね．そして，術後には，外科医がアセトアミノフェン静注薬を頓用で使用していますね.

　内臓痛に対して，オピオイド持続，創部痛に対して神経ブロックを行うことで，それぞれに有効な鎮痛を提供している訳ですね.

　その通り，そして，**アセトアミノフェンは術後指示で 6 時間おきに使用可能なので，外科の先生も術後管理が行いやすい**ね．病棟で，**術後鎮痛追加が行いやすい環境を作ることが麻酔科の役目**だね.

■■ それぞれの鎮痛薬の副作用を理解しよう

　それぞれの術後鎮痛の副作用を理解することは大切だよ．まずは，術中管理および術後鎮痛に一番よく使用されるオピオイドの合併症を考えよう.

　オピオイドの合併症というと，『鎮痛域に達する濃度では便秘と嘔気嘔吐が発生する』という有名なデータがありますね.

　その通り，**オピオイドによる嘔気嘔吐は耐性が 1 週間程度で形成**されるね．一方，**オピオイドによる便秘は耐性が形成されない**ので緩下薬を処方し続ける，と第 3 巻の緩和医療の章で学んだね．でも，術後の便秘というのはどういう状態だろうか？

　全身麻酔薬，特にオピオイドによる術後の腸管運動障害と読み替えることができると思います．消化管手術で言えば，術後

のガス排出が遅延するということでしょうか？

 そうだね．**オピオイドは腸管運動を抑制するけれど，硬膜外麻酔は促進する**と言われているね．だから開腹手術では，硬膜外麻酔が非常に重宝されているよね．ここで，モルヒネの鎮痛用量に対する各副作用の比率を示します **図2-3**．オピオイドの副作用をイメージできるかな？

 なるほど，『オピオイドが過剰になると呼吸抑制が発生してしまう』だけでなく，『便秘や嘔気嘔吐を起こす量を超えないと鎮痛効果は得られない』，ということですね．呼吸抑制が高度になると，低酸素や高二酸化炭素血症になり，再挿管が必要になりますからね．

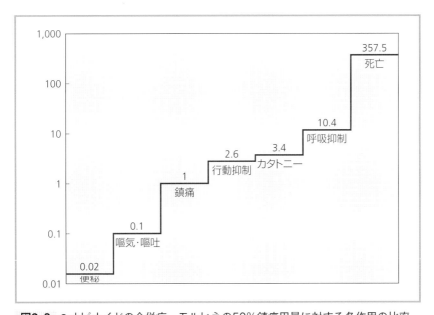

図2-3 ●オピオイドの合併症　モルヒネの50％鎮痛用量に対する各作用の比率
（鈴木 勉，武田文和，著，鎮痛薬・オピオイド研究会，編．オピオイド治療─課題と新潮流．東京：エクセビア・サイエンスミクス；2000より改変）

そうだね，オピオイドを持続静脈投与する際は，術後数時間の血中濃度と患者さんへの影響を常に意識しましょう．あとは第3巻で述べたように，手術時のオピオイド使用は，緩和やペインクリニックに比べると非常に短期間になるということだね **表2-1** ．

表2-1 ●各領域のオピオイド治療の特徴

	使用目的	投与期間	問題点
周術期管理	有害反応（神経内分泌反応）の抑制→術後合併症の予防	限られた期間（数日間）	呼吸抑制，徐脈，低血圧など
緩和ケア	痛みの緩和→QOLの改善，がんの治療の支持	限られた期間（数週間～数カ月間）	悪心・嘔吐，便秘，眠気など
非がん性慢性疼痛	QOLの改善→痛みにより損なわれていたQOLを向上させる	不確かな期間（数週間～数年）ただし，3カ月以内に止めることが望ましい	認知機能障害，腸機能障害，性腺機能障害，鎮痛耐性・痛覚過敏，使用障害（乱用・依存など）

（日本ペインクリニック学会非がん性慢性疼痛に対するオピオイド鎮痛薬処方ガイドライン作成ワーキンググループ，編．非がん性慢性疼痛に対するオピオイド鎮痛薬処方ガイドライン．第2版．東京：真興交易(株)医書出版部；2017より転載）

　　なるほど．ところで先生，アセトアミノフェンやNSAIDの合併症は，それぞれ肝障害と腎障害でいいでしょうか？

　　そうだね，障害を起こすというよりは，『負担をかける』とイメージしておいた方がいいかな？　アセトアミノフェンを例に取ると，肝機能が正常な人でも逸脱酵素がいったん上昇することもあるから，1日に何回も投与する場合は採血結果をフォローする方がいいね．また，肝硬変患者さんの拡大肝切除の後などは，肝機能が保てるかのギリギリの状態かもしれないから，アセトアミノフェンは控えておいた方がいいね．

　　アセトアミノフェンを術中投与すると，術後嘔気を抑制する印象があります．

その通り，エビデンスレベルの一番高いメタアナリシスでも，『**アセトアミノフェンが術後の悪心嘔吐を抑制する**』ことが示されているよ．

なるほど，よくわかりました．ところで，黒澤先生は以前，透析患者さんに NSAID を投与されていませんでしたか？

そうだね，腎機能がほぼ廃絶している患者さんでは，NSAID を投与しても腎機能に影響しないし，排泄も遅くなるので，非常に長い時間作用するのだよ．

なるほど，**透析患者さんの鎮痛に NSAID が逆に有効なこともある**のですね．

■■ 硬膜外麻酔は最高の術後鎮痛法？

先生，硬膜外麻酔がきちんと効いていれば，それだけで術後鎮痛は完全だと思うのですが？

確かに工夫すれば，硬膜外麻酔単独で手術ができるからね．ここで少し考えてみよう．手術操作に耐えられるような高濃度の局所麻酔薬を硬膜外投与した場合，下肢は動くかな？

確かに，強いしびれを訴えていることが多いです．

そうだね，『手術操作による痛みを抑えるのに必要な鎮痛』と『術後の痛みを抑える鎮痛』のレベルは異なるね．だから，術後に硬膜外持続鎮痛の濃度が高すぎると，足の痺れや血圧低下が出てしまうよね．かといって，投与濃度を薄くしすぎると，痛みが出てしまう．

感染予防の観点から，硬膜外持続鎮痛をいつまでも続ける訳にはいかないですしね．

そうだね，術後痛は経過とともに和らいでいくから，硬膜外鎮痛から，経口や静脈でのNSAIDやアセトアミノフェン投与に切り替えていくよね．長期間硬膜外カテーテルを留置すれば，硬膜外膿瘍のリスクも上がってくるしね．

 なるほど，硬膜外持続鎮痛を行う際にもいろいろと注意が必要ですね．

 必要とする鎮痛範囲と患者さんの年齢等を基本にして，流量や濃度を設定しておいて，外科の先生が調整しやすいようにするのがポイントだよ．

■■■局所麻酔は安全性の高い術後鎮痛？

 全身状態の悪い患者さんに対して，全身麻酔の危険性が高い場合，局所麻酔薬で行えば安全な気もします．

 僕も以前はそう思っていたよ．でもね，開腹手術を局所麻酔薬だけで行おうとすると，腹膜に達するまでに局所麻酔薬中毒に至る量が必要になるね．あと，腸管運動もコントロールできないから，手術が非常に行いにくいよ．やはり，全身麻酔は安全性が高いのだよ．

 なるほど，では局所麻酔薬はあまり有効ではないでしょうか？

 いやいや，術後鎮痛として，局所麻酔薬は非常に有効だよ．長時間作用性のロピバカインやレボブピバカインなどを局所投与してもらうだけで，術後痛はかなり軽減するよ．何よりも決まった使用量の範囲内なら，合併症はほとんどないよね．

 なるほど，局所に直接投与するだけでなく，より中枢に作用する末梢神経ブロックも同様の考え方ですね．

その通り，末梢神経ブロックは超音波技術の発展で安全性が高まったよね．そして，少量の局所麻酔薬で，非常に有効な術後鎮痛を提供できるようになったね．局所麻酔薬中毒を起こさない用量で四肢切断も可能だね．

● 主な術後鎮痛法と注意点

　下記にそれぞれの鎮痛法の概略と副作用を記していきます．

① オピオイド

　術後鎮痛に使用されるオピオイドは，フェンタニルがメインです．合成麻薬であるフェンタニルは，単回投与や，持続投与が行われます．フェンタニルは，強い内臓痛に対する鎮痛効果を持つ一方，呼吸抑制，嘔気，腸管運動抑制による便秘やイレウスなどの合併症を有します．

② 硬膜外鎮痛

　硬膜外腔にカテーテルを留置して持続的に局所麻酔薬等を投与する鎮痛法です．非常に強い鎮痛効果を示しますが，相対的に局所麻酔薬濃度や量が多くなりすぎると，血圧低下やしびれが生じます．また，血腫形成や感染により膿瘍形成で脊髄損傷症状が発生するため，継続的観察が必要です．

③ 超音波ガイド下末梢神経ブロック

　超音波技術の発展により，以前よりも安全に末梢神経に局所麻酔薬を投与する神経ブロックを行うことが可能になりました．副作用として，神経損傷や局所麻酔薬中毒もあり，観察と早期発見が必要です．

④ 鎮痛薬（NSAID とアセトアミノフェン）

　体性痛などの創部痛に対する有効性が示唆されています．体表手術では，これらの鎮痛薬のみで十分な鎮痛が得られると報告されています．副作用として，NSAID には腎障害，アセト

アミノフェンには肝障害があります.

■■■ それぞれの術式や患者さんに最良の術後鎮痛を

 なるほど，さまざまな鎮痛薬が使用可能な現在，それぞれの症例や術式を考慮して適切な術後鎮痛を選択しないといけないですね.

 その通り，ここで注意すべきことは，**同じ術式でも術者により切開の程度や細かい部分は異なる**からね. 腹腔鏡下胆囊摘出術でさえ，それぞれの施設の術式により，術後痛は大きく異なる印象があるね. さらに，個々の患者さんの痛みの感受性も異なるからね.

 わかりました. 術野と侵襲をよく観察して，術後鎮痛をセッティングしたいと思います.

 そうだね，患者因子・鎮痛因子・手術因子を考慮して，試行錯誤しながら最高の術後鎮痛を構築してください **図2-4**. 例として，人工膝関節置換術の術後鎮痛におけるバランス鎮痛を紹介します.

● バランス鎮痛（multimodal analgesia）の必要性

バランス鎮痛の例として，人工膝関節置換術（total knee arthroplasty: TKA）をあげます. TKA は，人工股関節置換術や人工骨頭挿入術に比して術後痛のコントロールが難しいことがあります. 最近，抗凝固療法下でも，比較的安全に使用できる持続大腿神経ブロックが，硬膜外麻酔に代わり TKA の術後鎮痛に用いられます. 持続大腿神経ブロックと硬膜外麻酔を比較した研究は，術後鎮痛効果には有意差がなく，副作用は持続大腿神経ブロックで少ないと報告しています.

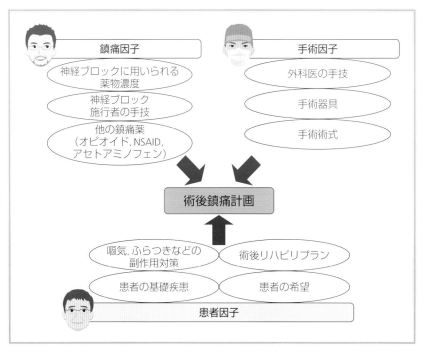

図2-4 ●患者因子・鎮痛因子・手術因子を考えた最高の術後鎮痛計画を立てよう
(駒澤伸泰. 総説. 臨床麻酔. 2016; 40: 1105-11より改変)

　しかし，大腿神経ブロックのみでは，多くの患者さんが術後早期に膝下痛を訴えるため，補完的鎮痛法として，坐骨神経ブロック，局所麻酔薬やオピオイドを用いた関節周囲浸潤麻酔（カクテルという表現で呼ばれます），持続静脈鎮痛法などが行われています．これに加えて，NSAIDやアセトアミノフェン等の鎮痛薬を使用する「バランス鎮痛」により，抗凝固療法時代における術後鎮痛プロトコールが各施設で検討されています．

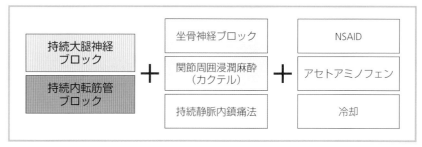

図2-5 ●さまざまな人工膝関節置換術の鎮痛法組み合わせ
(駒澤伸泰. 総説. 臨床麻酔. 2016; 40: 1105-11より引用, 一部改編)

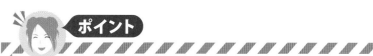

- ☑ 術後鎮痛の第一目標は夜間就眠確保, 第二は安静時痛除去, 第三は体動時痛除去
- ☑ 全ての術後鎮痛法に, それぞれ副作用が存在することを理解しよう
- ☑ オピオイドは内臓痛に有効だが, 呼吸抑制, 嘔気等のリスクがある
- ☑ 硬膜外鎮痛は, 濃度や量が過剰になると血圧低下やしびれが起こる
- ☑ アセトアミノフェンは肝障害, NSAID は腎障害が発生しやすくなる
- ☑ 色々な鎮痛法を合わせて「有効で合併症の少ない術後鎮痛」を構築しよう

参考文献

1) 洪 景都. 硬膜外ブロックおよび神経根ブロックに伴う合併症. 麻酔. 2016; 65: 678-85.

2) Wang C. Comparison of periarticular multimodal drug injection and femoral nerve block for postoperative pain management in total knee arthroplasty: a systematic review and meta-analysis. J Arthroplasty. 2015; 30: 1281-6.

3) 駒澤伸泰. 人工膝関節置換術の術後鎮痛を考える ―深部静脈血栓症予防と手術予後改善を目指して―. 臨床麻酔. 2016; 40: 1105-11.

Memo

術後鎮痛のさまざまな方法と合併症について，気が付いたことを書き込みましょう

痛み治療の薬剤と痛みのメカニズム

Introduction

痛み治療に用いられる薬剤を理解するためには，痛みのメカニズムを知ることが有用です．

1，2章では，術中の鎮痛と術後鎮痛に関するお話を通じて侵害受容痛，神経障害痛や，痛みの伝導路について説明しました．

この章では，痛みのメカニズムと治療に用いられる薬剤の基本を関連づけて理解しましょう．

今日は，海江田先生が黒澤先生と，痛み治療に用いられる薬剤と痛みのメカニズムについてディスカッションしています．

■■■術後鎮痛に使用される薬剤の作用機序

 次の章から具体的な痛み治療の話に入ります．この章でしっかりと痛みのメカニズムを学びましょう．

 以前から気になっていたのですが，オピオイドはどこに作用しているのでしょうか？

痛み治療の薬剤と痛みのメカニズム

Introduction

痛み治療に用いられる薬剤を理解するためには，痛みのメカニズムを知ることが有用です．

1，2章では，術中の鎮痛と術後鎮痛に関するお話を通じて侵害受容痛，神経障害痛や，痛みの伝導路について説明しました．

この章では，痛みのメカニズムと治療に用いられる薬剤の基本を関連づけて理解しましょう．

今日は，海江田先生が黒澤先生と，痛み治療に用いられる薬剤と痛みのメカニズムについてディスカッションしています．

■■■術後鎮痛に使用される薬剤の作用機序

 次の章から具体的な痛み治療の話に入ります．この章でしっかりと痛みのメカニズムを学びましょう．

 以前から気になっていたのですが，オピオイドはどこに作用しているのでしょうか？

非常にいい質問だね．多くの研究者が研究を続けていて，さまざまなオピオイド受容体が発見されているけど，脳・脊髄・末梢神経のどれにも作用しているようだね．

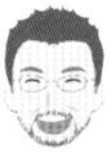

　なるほど，オピオイドは，非常に強い鎮痛作用を示しますよね．それらの中でも，どこがメインの作用部位でしょうか？

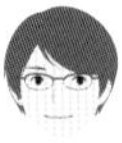

　どこがメインの作用部位かを特定することは難しいけれども，脳や脊髄への作用が中心とも言われているね．オピオイドは脊髄後角という下行性抑制系に重要な部位に作用して鎮痛効果を増強し，脳からの下行性抑制系の作用を増強すると推測されているね．

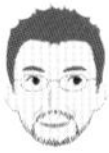

　なるほど，まだブラックボックスが多い，ということですね．

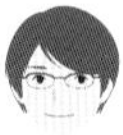

　ただ，それぞれのオピオイドが結合するレセプターは発見されており，どのような作用機序があるかは解明されているよ
　図3-1 ．

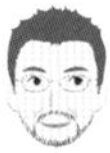

　なるほど，**作用機序を理解すれば，副作用も予測しやすい**ということですね．

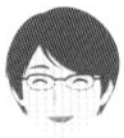

　そうだね，それぞれのオピオイドが結合するレセプターを理解しておくと，副作用等もわかりやすいかな？　**μ1 には嘔気があり，μ2 には便秘や呼吸抑制作用がある**などを理解しておくと，オピオイド使用時に副作用対策が立てやすいかな．

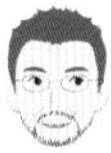

　なるほど．

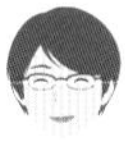

| 薬理学的作用 | μ オピオイド受容体 | | κ オピオイド受容体 | δ オピオイド受容体 |
	$\mu 1$ オピオイド受容体	$\mu 2$ オピオイド受容体		
鎮痛	○	○	○	○
鎮静		○	○	○
便秘		○		
悪心・嘔吐	○		○	
呼吸抑制		○	○	○

注 1：μ オピオイド受容体 のμ_1, μ_2 サブタイプは，オピオイド受容体拮抗薬のナロキソナジン(naloxonazine)に対する感受性の相違に基づく薬理学的な分類であり，ナロキソナジンで拮抗される鎮痛などをμ_1, 拮抗されない便秘などをμ_2 に分類したもので，遺伝子や蛋白質レベルでの同定はされていない．

(日本ペインクリニック学会非がん性慢性疼痛に対するオピオイド鎮痛薬処方ガイドライン作成ワーキンググループ，編，非がん性慢性疼痛に対するオピオイド鎮痛薬処方ガイドライン．第 2 版．東京：真興交易㈱医書出版部；2017 より改変)

フェンタニル		
オキシコドン		
	モルヒネ コデイン	

図3-1 ●各種オピオイド受容体の関与する薬理学的作用

　　後は，オピオイドが下行性抑制系に作用することから，侵害受容痛だけでなく神経障害痛にも一定の効果を示すと報告されているね．近年，非がん性痛に対してもオピオイドが慎重に処方されるようになったよね．

　　わかりました．オピオイドは不思議ですよね．NSAID やアセトアミノフェンの作用機序は解明されているのでしょうか？

　　NSAID は局所での炎症を抑制することで鎮痛効果を発揮し，COX-1 や COX-2 というような経路もかなり解明されているね．一方，アセトアミノフェンは中枢性の鎮痛効果と言われているけど，作用機序は不明な部分が多いよ．

● オピオイドは脳および脊髄に主に作用します

　オピオイドは強力な鎮痛薬です．手術の痛み，術後痛，外傷による痛み，分娩時の痛み等の急性痛や，がんによる痛み，神経が損傷された後などに長期間続く慢性痛に対して，鎮痛薬として用いられます．投与方法は，経口投与，経直腸投与，経皮的投与，皮下投与，筋肉内投与，静脈内投与，脊髄くも膜下腔内投与，脊髄硬膜外腔投与など多様です．

　オピオイド受容体は脳，脊髄，末梢神経にも存在します．したがって，オピオイドは，脳，脊髄，末梢神経のいずれにも作用しますが，脊髄後角が鎮痛作用に関する主な作用点と考えられています．

　さらに，脳幹部から脊髄後角に下行し，脊髄後角で痛みの伝達を抑制する下行性抑制系が存在します．中脳や延髄のオピオイド受容体が活性化されることで，下行性抑制系が作動します．

● NSAID は末梢の炎症抑制で鎮痛効果を発揮します

　NSAID は抗炎症作用を持つステロイド以外の薬剤の総称であり，cyclooxygenase-1（COX-1）と cyclooxygenase-2（COX-2）という酵素を阻害することにより，プロスタグランジン産生を抑制し，炎症性痛に対して鎮痛効果を発揮します．COX-2 には鎮痛作用の消炎作用や解熱作用もあります．

　また，COX-1 の作用により，血小板凝集抑制作用や胃粘膜障害作用，腎機能障害作用，気管支収縮作用などの副作用もあります．現在，多くの NSAID が開発され，臨床使用されていますが，COX 阻害作用の強さおよび COX-1 と COX-2 の阻害作用のバランスは薬剤により異なります．NSAID は末梢の炎症部位での抗炎症作用を有するため，がん性痛や骨折の痛み等に非常に有効です．

● アセトアミノフェンは，抗炎症作用はなく，中枢性鎮痛効果を示します

アセトアミノフェンはアスピリンやイブプロフェンなどのNSAID と異なり，抗炎症作用をほとんど示さない特徴があります．作用機序は完全には解明されていませんが，中枢性に解熱および鎮痛作用を示します．前章でも述べたように肝排泄のため，肝障害患者では使用に注意が必要です．

■■ 神経障害痛に使用される薬剤

 神経ブロックは，痛みの経路を遮断することで鎮痛作用を発揮するのですね．

 そうだね，神経ブロックは，『障害された神経の中枢側の伝導を，ナトリウムチャネルをブロックする局所麻酔薬を用いてブロック』することで，鎮痛効果を発揮するのだね．

 なるほど．ところで，神経障害痛に抗不整脈薬が用いられている理由がピンときません．また，神経障害痛に抗うつ薬や抗てんかん薬が使用される意義が少しイメージできません．

 これは，主に2つ作用が考えられるよね．リドカインやメキシレチンなどの抗不整脈薬は，ナトリウムチャネルをブロックするので，**図3-2** のように障害された神経の過剰興奮を脊髄や脳に伝えるのを抑制します．

 なるほど，リドカインは抗不整脈薬であり局所麻酔薬ですからね．抗不整脈作用も局所麻酔作用も神経伝導を抑制するものだから，そのような効果を有する**リドカインは神経障害痛に有効**なのですね．

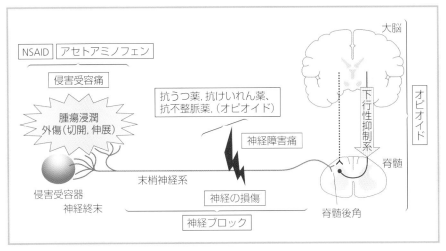

図3-2 ● 神経障害痛と侵害受容痛に対する薬剤の作用

 そうだね，神経障害痛の診断的治療としてもリドカイン点滴は有効です．

 抗うつ薬や抗けいれん薬の作用機序はどんなものなのですか？

 抗うつ薬は，痛みの伝導に関与するセロトニンやノルアドレナリン再取り込みを阻害するし，Caチャネルα2δリガンド阻害薬であるプレガバリンやガバペンチンは興奮性神経伝達物質の遊離を抑制するね．

 なるほど．薬剤を処方する際は，痛みのメカニズムをイメージすることが大切なのですね．

● **抗うつ薬は下行性抑制系を賦活化します**

アミトリプチンやイミプラミンのような三環系抗うつ薬（tricyclic antidepressants: TCA）や，デュロキセチンのようなセロトニン - ノルアドレナリン再取り込み阻害薬（serotonin-noradrenarine reuptake inhibitors: SNRI）は，神経障害痛

をはじめとする慢性痛にも有効です.

① 抗うつ薬の作用機序

　抗うつ薬は，中枢神経系におけるノルアドレナリン，セロトニン再取り込みを阻害し，下行性抑制系の賦活により鎮痛作用を発揮します．TCA は，ナトリウムチャネル遮断作用，カルシウムチャネル遮断作用などもあり，末梢神経レベルでも神経障害痛を抑制します.

② 抗うつ薬の適応

　神経障害痛，慢性腰痛，線維筋痛症などに下行性抑制系の鎮痛作用を期待する場合に用いられます.

③ 抗うつ薬の副作用や注意事項

　TCA は，吐き気，尿閉，めまい，体重減少，SNRI では吐き気などが代表的な副作用です．TCA は，心電図異常，排尿障害，緑内障，自殺念慮，けいれん性疾患のある症例では，既存の病状を悪化しないよう，慎重に使用しましょう.

　重要なことは，**抗うつ効果を発揮しない投与量で鎮痛効果を示す**，ということです．処方する際に「気分の高揚が続くのではないか」と心配される方もいるので，説明に注意しましょう.

● 抗てんかん薬

① 抗てんかん薬の作用機序

　ナトリウムチャネル遮断（カルバマゼピンやフェニトイン），カルシウムチャネルα2δチャネル作動（ガバペンチン），GABA系賦活（クロナゼパムやバルプロ酸）などにより，鎮痛効果を示します．抗てんかん薬といっても，それぞれの薬物で作用機序，代謝臓器，消失半減期が大きく異なり，痛みの種類や個々の患者によって，使用法が異なります.

② 抗てんかん薬の適応

知覚異常（異常感覚，知覚過敏，知覚鈍麻，知覚脱失）を伴い，「電気が走る」「しびれる」「焼けるような」といった神経障害痛治療に有効です．三叉神経痛に対してはカルバマゼピン，それ以外の神経障害痛に対しては，プレガバリンやガバペンチンが第一選択薬です．

③ 抗てんかん薬の副作用や注意事項

主な問題はめまい，眠気，ふらつきです．一般に少量から開始し，徐々に増量していきます．カルバマゼピンでは，重篤な血液像異常や薬疹を起こすことがありますので注意が必要です．

● 抗不整脈薬

リドカイン，メキシレチン，フレカイニドが該当します．

① 抗不整脈の作用機序

損傷神経および隣接神経に異常増殖するナトリウムチャネル由来の発火を抑制します．

② 抗不整脈薬の適応

神経障害痛に対する抗不整脈薬の代表例として，糖尿病性神経障害に伴う自覚症状にメキシレチンが推奨されています．リドカイン外用薬は局所の神経障害痛（帯状疱疹後神経痛，外傷後の表在性神経障害痛）にも有効です．

③ 抗不整脈薬の副作用

抗不整脈作用を有するので，心刺激伝導系障害者では禁忌です．メキシレチンでは消化器症状，嘔気，めまいなどの副作用に注意が必要です．

第1章で出てきた痛みのメカニズムの表に治療薬や神経ブロックを加えたものを記します **図3-2**．痛み治療を行う際の基本イメージになればと思います．

■ さまざまな神経線維と局所麻酔

　神経線維はさまざまな太さと種類があるので，神経ブロック等ではこれを意識することが必要です．神経ブロックには，交感神経をブロックするものもあれば，知覚神経をブロックするものもあるね．**局所麻酔薬の濃度が高いと，知覚神経だけでなく運動神経がブロックされてしまうこともある**ね．

　局所麻酔薬の効果で**温痛覚，触覚，圧覚の順序でブロックされていく**ということを学びました．末梢神経線維の分類を見ると **表3-1** ，細い神経線維から局所麻酔が効いていき，一番太い運動神経が最も効きにくいということですね．

表3-1 ●末梢神経線維の分類

神経線維の種類	髄鞘	直径 (μm)	伝達速度 (m/sec)	機能
Aα		12〜20	70〜120	骨格筋運動
Aβ		5〜12	30〜70	触圧覚
Aγ	有髄	5〜12	30〜70	筋緊張
Aδ		1〜4	12〜30	温痛覚
B		1〜3	14.8	交感神経節前線維
C	無髄	0.5〜1	1.2	交感神経節後線維 温痛覚

温・痛・触・圧・運動覚の順序でブロック

一般には，細い神経線維ほど遮断されやすく，また無髄より有髄の方が遮断されやすい．局麻薬に最も感受性の高い神経線維は，有髄B線維であることに見解は一致している．かってC線維が局麻薬に最も感受性が高いとされていた時期もあったが，現在では否定されている．特に小径A線維とC線維との比較では，測定条件によって，さまざまな報告があり，明らかではない．
(日本ペインクリニック学会非がん性慢性疼痛に対するオピオイド鎮痛薬処方ガイドライン作成ワーキンググループ，編．非がん性慢性疼痛に対するオピオイド鎮痛薬処方ガイドライン．第2版．東京：真興交易(株)医書出版部；2017より改変)

その通りだね，手術麻酔でも，**手術操作の鎮痛に必要な神経ブロックと術後鎮痛に対するものは異なる**よね．ペインクリニックでも神経ブロックを行うときは，どれくらいの濃度で行えば，運動神経を麻痺させずに，痛みの悪循環を止められるか，を考えましょう．患者さんごとに薬剤感受性は異なるからね．

　メカニズムを理解するとイメージしやすいですね．

　次の章からは，これらのイメージを元にペインクリニックの基本を学んでいこう．

　よろしくお願いします．

表3-2 ●臨床に活かせる痛みのメカニズム

① 痛みは，侵害刺激を的確に認識し，防御機転を作動させる合目的的な感覚

② 侵害刺激は，末梢神経で電気的興奮に変換され，上位中枢神経系で処理されて痛みを認知

③ 知覚神経系の損傷等で過剰興奮が遷延すると，神経障害痛が発生

④ 鎮痛は，「下行性抑制系の増強」と「痛みの刺激を遮断するもの」に分類

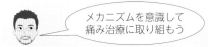

メカニズムを意識して痛み治療に取り組もう

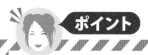

ポイント

- ☑ オピオイド受容体は脳・脊髄・末梢神経に存在するが，脳と脊髄が主な作用部位である
- ☑ NSAID は抗炎症作用があるが，アセトアミノフェンにはない
- ☑ 抗うつ薬や抗けいれん薬の中には，神経障害痛に有効な薬剤がある
- ☑ 抗うつ薬を神経障害痛の治療に用いる際には，うつ治療に用いられるよりも少ない量で行う
- ☑ 神経ブロックは，痛みの悪循環を止めるために行う
- ☑ 痛みのメカニズムをイメージして治療を考えよう

参考文献

1) 日本ペインクリニック学会治療指針検討委員会，編. ペインクリニック治療指針. 改訂第5版. 東京: 真興交易(株)医書出版部; 2016.
2) 日本ペインクリニック学会神経障害性疼痛薬物療法ガイドライン改訂版作成ワーキンググループ，編. 神経障害性疼痛薬物療法ガイドライン. 改訂第2版. 東京: 真興交易(株)医書出版部; 2016.
3) 日本ペインクリニック学会非がん性慢性疼痛に対するオピオイド鎮痛薬処方ガイドライン作成ワーキンググループ，編. 非がん性慢性疼痛に対するオピオイド鎮痛薬処方ガイドライン. 第2版. 東京: 真興交易(株)医書出版部; 2017.
4) 伊藤誠二. 痛覚のふしぎ. 東京: ブルーバックス; 2017.
5) 南 敏明. アロディニアのメカニズム. 医学のあゆみ. 2000; 195: 591-4.
6) 南 敏明. プロスタグランジンとノシセプチン. 麻酔. 2007; 56: 5172-8.

Memo　痛み治療の薬剤と痛みのメカニズムについて，気が付いたことを書き込みましょう

Chapter **04**

ペインクリニック治療の考え方

Introduction

手術中の痛みと術後鎮痛を学んだ後に，痛みのメカニズムと薬剤治療を学びました．

少し痛み治療のイメージがついたところで，いよいよ，麻酔科の重要なサブスペシャリティーであるペインクリニックを学んでいきます．

今日は，黒澤先生がレジデント3名に対して，ペインクリニック概論について講義しています．

■ ペインクリニックとは何か

 おはようございます．ペインクリニック総論よろしくお願いします．

 まず，痛みの定義とは何ですか？ 第3巻で，研修医時代の中山先生にも質問しましたので，他の2名に聞きたいと思います．

 痛みは**国際疼痛学会**の定義によると『不快な感覚的・情動的体験』と定義されています．生物学的には『生体にとり何らか

JCOPY 498-05552

の有害な現象を伝える警告信号』と思います.

　おお，素晴らしい.　では，痛みはどのような弊害を患者さんや社会に及ぼすかな？

　痛みが続くと合併症もありそうです.　それに，医療費の問題も無視できないのではないでしょうか？

　その通り.　痛みに対する医療費は，循環器や代謝性疾患よりもはるかに大きいのです.　さらに，**慢性痛を有する患者さんでは，記憶力低下などの認知症症状が起こりやすい**ことも報告されていますね.　痛みの克服は，我々人類に取り，非常に大きい課題なのです.

　痛みの専門家としての麻酔科の役割は大きいのですね.

　そうですね.　ところで，ペインクリニックにはどんな患者さんが受診されるかな？

　術後痛遷延による開胸術後症候群などでしょうか？　難治性の帯状疱疹後神経痛も該当すると思います.

　幻肢痛も対象でしょうか？

　皆さん，いろいろな疾患を知っていますね.　その他にも，有痛性糖尿病性神経障害や脊髄関連の痛み，三叉神経痛など，さまざまな痛みに苦しむ患者さんが紹介されてきますね.

　なるほど，整形外科などからの紹介が多い印象があります.

　整形外科などでも鎮痛薬は処方するし，神経ブロックも行います.　それでも治療しきれない場合に，ペインクリニックへ紹介されてくることが多いです.

具体例はいくつか思いつくのですが，通常の鎮痛薬である NSAID やアセトアミノフェンで対応できない痛みにはどんな特徴があるのでしょうか？

　術後の通常の侵害受容痛なら，オピオイド短期使用の後に NSAID やアセトアミノフェンで十分ですね．骨折の痛みも侵害受容痛がメインなのでこれらの薬剤が有効です．先ほど皆さんが示してくれた難治性の痛みの分類は何でしょうか？

　神経障害痛ですね．

　神経障害痛の治療は，薬剤治療と神経ブロックを組み合わせる必要があり，治療が難しいので，しばしばペインクリニックに紹介されてきます．

表4-1 ●痛みの定義（国際疼痛学会　1986年）

痛みとは
①痛みは，組織の実質的あるいは潜在的障害に基づいて起こる**不快な感覚的・情動的体験**

②痛みは生体にとって，警告信号．痛みを自覚することで，身体に何らかの異常が生じていることを認識する

③痛みは他人と共有することのできない感覚

▉▉ 神経障害痛の診断と治療

　神経障害痛の症状はどんなものでしょうか？

　これは痛みを患者さんがどのように表現するか，というオノマトペ（擬声語）の問題もあるので曖昧なところがあります．一般的には『ぴりぴり』,『じんじん』,『びりびり』,『焼けつく』, は全て神経障害痛を疑いますし，英語で言えば，Burning, Stabbing, Electric shock like とも表現されます．

　なるほど，問診時に患者さんの症状表現をできる限り正確に受け止めます．ところで，神経障害痛の診断はどのように行うのでしょうか？

　いい質問です．もちろん，患者さんのぴりぴりする，じんじんする，焼けつくような，などの問診所見や病歴が神経障害痛に合致すれば，作業仮説を立てます．

　なぜ，仮説なのですか？

　患者さん自身の痛みの症状と，画像所見や検査所見とが一致しないと判断を誤ってしまうことがあるからですね．**病歴と評価や検査が一致して初めて神経障害痛と診断**できます．

　なるほど，神経障害痛の評価はたくさんありますが，患者さんの所見と検査所見とかが一致して，初めて成立するのですね．

　その通りです．

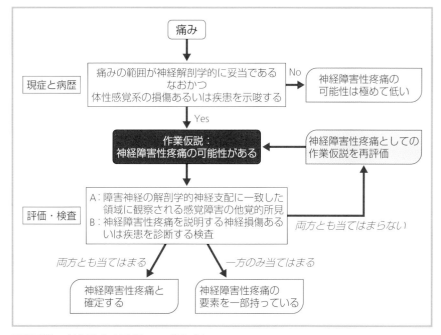

図4-1 ●神経障害痛診断アルゴリズム

(Dworkin RH, et al. Adcances in neuropathic pain: Diagnosis, mechanisms, and treatment recommendations. Arch Neurol. 2003; 60: 1524-34より改変)

● 神経障害痛

　神経障害痛は，神経が何らかの損傷を受けて発生する痛みです．

　神経障害痛の特徴としては，「障害神経領域に限局しないこともある灼熱痛や電撃痛」が特徴です．さらにアロディニアといい，「下着が触れるだけ，風が当たるだけで痛いような，通常は痛みを引き起こさない刺激により生じる痛み」も特徴です．原因は，**表4-2** のように末梢性と中枢性に分かれ，原因もさまざまです．軽い接触や通常の温度刺激により痛みが生じ，不快な感覚を伴います．神経障害痛は，痛覚過敏や知覚鈍麻を伴うこともあります．

表4-2 ● 神経障害痛の原因

神経障害痛	
末梢性神経障害痛	中枢性神経障害痛
帯状疱疹後神経痛 有痛性糖尿病性神経障害 複合性局所疼痛症候群 化学療法による神経障害 HIV感覚神経障害 幻肢痛 三叉神経痛 急性/慢性炎症性の脱髄性多発神経根障害 アルコール性神経障害 絞扼性末梢神経障害（手根管症候群など） 医原性神経障害（乳房切除術後疼痛，開胸 　術後疼痛など） 特発性感覚性神経障害 腫瘍による神経圧迫または浸潤による神経 　障害 栄養障害による神経障害 放射線照射後神経叢障害 神経根障害 中毒性神経障害 外傷後疼痛 腕神経叢引き抜き損傷 舌咽神経痛 自己免疫性神経障害 慢性馬尾障害	脳卒中後疼痛 外傷による脊髄損傷後疼痛 多発性硬化症疼痛 脊柱管狭窄による圧迫性脊髄症 パーキンソン病疼痛 HIV脊髄症 虚血後脊髄症 放射線照射後脊髄症/放射線照射後脳症 脊髄空洞症/延髄空洞症

(Treede RD, et al. Neuropatic pain: Redefinition and a grading system for clinical and research purposes. Neurology. 2008; 70: 1630-5より改変)

　神経障害痛に対しては薬剤治療や神経ブロックを行いますが，神経障害痛の種類によって治療方針は異なります．日本ペインクリニック学会は神経障害痛の薬剤治療に対する治療指針第2版で推奨を分けています．
　一般的な神経障害痛以外にも，
　①帯状疱疹後神経痛（感染による）
　②有痛性糖尿病性神経障害（代謝による）
　③三叉神経痛（圧迫による）

は，それぞれ特効薬的な薬剤が存在するため推奨が少し異なります．ガイドラインでは，改善できない**痛みに対して，オピオイドを推奨していますが，習慣性の問題から非常に注意が必要**です．

代表的な痛み疾患と好発部位を **図4-2** にまとめたので，診断へ至る際の手がかりにしてもらえればと思います．

██ 神経障害痛の治療

先生，それでは治療の目標は何でしょうか？　教科書的には，『痛みの悪循環をブロックする』と書いてありますが，少し理解できません．

そうですね．痛みが強いと交感神経が過剰亢進して，末梢血流が低下し，痛みの部位に発痛物質が蓄積します．そして，痛みの悪循環が発生するといわれています．薬剤治療や神経ブロックで痛みの部位の血流を回復させ，リハビリテーションができるようになれば，痛みは軽減していきます．

どうして，リハビリテーションを行えば痛みは減るのですか？

まず，患部を動かすことで血流維持が可能になりますね．さらに，**リハビリテーションを行うことで，痛みを伝えるグリア細胞の活性化を抑制し，痛みを抑える下行性抑制系を賦活化する**といわれています．

なるほど，この考え方は術後鎮痛にも使用できますね．痛みがない方が，末梢血流が増加して，創傷治癒が早い印象もあります．

そうですね．痛みの悪循環を断つのがペインクリニックの考え方です．神経障害痛の薬剤治療は，ペインクリニック学会が

ガイドラインを上梓しているので，しっかり学びましょう．基本的な推奨順序は同じですが，三叉神経痛，糖尿病性ニューロパチー，帯状疱疹後神経痛などは特効薬的な治療薬があるので，学んでいきましょう．

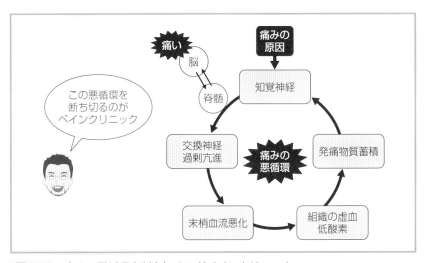

図4-2 ●痛みの悪循環を断ち切るのがペインクリニック

● 神経ブロック

　神経ブロックとは，脳・脊髄神経・交感神経節の近傍に針を刺入し，局所麻酔薬または神経破壊薬もしくは高周波熱凝固法などにより，神経機能を一時的または長期的に遮断する治療法です．神経ブロックを行うことで，痛みが改善すれば，その神経領域が痛みの原因であったことがわかるため「診断的治療」といえます．

　神経ブロックを効果と薬剤により分類すると，下記のようになります．

① 神経ブロックの効果による分類

　神経ブロックでは交感神経ブロックか知覚神経ブロックかにより効能が変わります.

1) 交感神経ブロックは，交感神経をブロックし，血流を改善させます. 星状神経節ブロックや腰部交感神経ブロック等が代表的です.

2) 知覚神経ブロックは，知覚神経をブロックし，痛覚伝導を抑制します. 腹横筋膜面ブロック，大腿神経ブロック等が含まれます. 術後鎮痛に用いられる神経ブロックもこの知覚神経ブロックに含まれます.

　表4-3 に示すように，神経ブロックの効果は，痛覚伝導路の遮断だけでなく痛みの悪循環を抑制します.

表4-3 ●神経ブロックの意義

- 診断的意義（ブロックが効果を示せば治療だけでなく，診断にもなる）
- 痛覚伝導路の遮断
- 痛みの悪循環の遮断
- 交感神経の遮断による血行改善

　超音波技術の進歩により，比較的安全に神経ブロックが行えるようになった現在でも，神経ブロックにより神経障害などの危険な合併症が起こることもあります. 綿密な患者さんへの説明と危機管理体制が必要です.

② 神経ブロックで使用される薬剤による分類

　神経ブロックで使用される薬剤は主に局所麻酔薬と神経破壊薬に分けられます.

1) 局所麻酔薬を使用する神経ブロック…ペインクリニック領域で日常的に行われる神経ブロックです. 症例に応じて，抗炎症作用を有するステロイドを添加することもあります.

局所麻酔薬の濃度が高いと，知覚神経だけでなく運動神経もブロックされることがあるため，調整を行う必要があります．

2) 神経破壊薬を使用する神経ブロック…アルコールやフェノールを用いる神経ブロックです．**アルコールやフェノールには神経破壊作用があるため，非常に慎重に行う必要**があります．**緩和医療領域で神経破壊はよく行われますが，患者さんに対して感覚消失に関する十分な説明**が必要です．

■■■神経障害痛薬物療法アルゴリズムを理解しよう

神経障害痛薬物療法アルゴリズムの第一段階では，三環系抗うつ薬や Ca チャネル α2δ リガンドであるガバペンチンやプレガバリン，SNRI であるデュロキセチンが推奨されていますね．

ただ，これらの薬剤は眠気等の副作用が強いため，少量から夜間就眠前に内服開始するなどの注意が必要ですね．

なるほど，これらの薬剤治療に加えて，神経ブロックを組み合わせていくのですね．

そうですね．

第三段階でオピオイドも処方されていますね．オピオイドも神経障害痛に有効なことがあるのでしょうか？

オピオイドは，侵害受容痛に有効だけれども，難治性の神経障害痛にも有効なことがありますよ．ただ，ペインクリニックでのオピオイド処方は，手術室麻酔や緩和医療のように限定された期間の処方になりません．**投与期間が予測できないので，オピオイド依存にならないように注意が必要**です．

日本ペインクリニック学会の非がん性慢性疼痛に対するオピオイド鎮痛薬処方ガイドライン[3] を勉強します.

　先生，神経ブロックは，手術室のような超音波ガイド下神経ブロックを外来で行うのでしょうか？

　基本的にはそうですが，高周波パルスや透視を用いた神経根ブロック等を行うこともあります. 緩和医療領域では，局所麻酔薬でなくアルコールやフェノールを用いた神経破壊もしばしば行われます. ただし，神経ブロックは，偶発的くも膜下投与や局所麻酔薬中毒など重篤な合併症も起こすので注意が必要です.

　手術室でなく，外来で発生した場合，特に注意しないといけないですね.

第一選択薬	複数の病態に対して有効性が確認されている薬剤 三環系抗うつ薬(TCA) 　アミトリプチリン Caチャンネルα2δリガンド 　プレガバリン SNRI 　デュロキセチン
第二選択薬	一つの病態に対して有効性が確認されている薬剤 ワクシニアウイルス接種家兎皮膚抽出液含有製剤 　（ノイロトロピン®） トラマドール
第三選択薬	麻薬性鎮痛薬 フェンタニル，モルヒネ，オキシコドン，ブプレノルフィン

図4-3 ●神経障害痛薬物療法（保険適応のあるもののみ）
（日本ペインクリニック学会，編. 神経障害性疼痛薬物療法ガイドライン. 第2版. 東京: 真興交易(株)医書出版部; 2016[2] p.49より改変）

神経障害痛の原因は，中枢性と末梢性に大きく分類されますが，本当にさまざまです．外科手術による損傷だけでなく，感染，代謝物蓄積などと，それらの原因を推測しながら，診断と治療を進めていく必要があります．また，それぞれの疾患に好発部位があるのでそれを理解しましょう **図4-4** ．

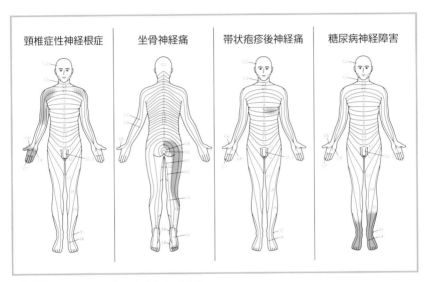

図4-4 ●代表的な痛み疾患と好発部位

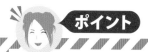

ポイント

- ☑ 痛みの悪循環を断ち切るのがペインクリニック
- ☑ 神経障害痛の原因にはさまざまなものがあり，末梢性と中枢性に分類できる
- ☑ 神経障害痛は作業仮説と評価および検査が一致して初めて診断できる
- ☑ 神経障害痛に使用される薬剤はさまざまであり，ガイドラインの熟読が大切
- ☑ 神経ブロックは，交感神経ブロックと知覚神経ブロックの2つに分類される

参考文献

1) 日本ペインクリニック学会治療指針検討委員会，編．ペインクリニック治療指針．改訂第7版．東京：文光堂；2023.
2) 日本ペインクリニック学会神経障害性疼痛薬物療法ガイドライン改訂版作成ワーキンググループ，編．神経障害性疼痛薬物療法ガイドライン．改訂第2版．東京：真興交易(株)医書出版部；2016.
3) 日本ペインクリニック学会非がん性慢性疼痛に対するオピオイド鎮痛薬処方ガイドライン作成ワーキンググループ，編．非がん性慢性疼痛に対するオピオイド鎮痛薬処方ガイドライン．第2版．東京：真興交易(株)医書出版部；2017.
4) 南 敏明．痛みの10年．麻酔．2009; 58: 137.
5) 南 敏明．図説：慢性疼痛のメカニズム．日本臨牀．2001; 59: 1646-8.

Memo ペインクリニック治療の考え方について，気が付いたことを書き込みましょう

Chapter 05

有痛性糖尿病性神経障害の治療を学ぼう

Introduction

神経障害痛は，物理的な神経の損傷だけではなく，代謝性疾患でも発生します．

代謝性疾患による神経障害痛の代表として，有痛性糖尿病性神経障害（糖尿病性ニューロパチー）があります．

今日は，中山先生が黒澤先生のペインクリニック外来で指導を受けています．

■■■ 有痛性糖尿病性神経障害の病態を理解しよう

　先生，糖尿病患者は，メタボリックシンドロームの時代に象徴されるように，非常に増えていると聞いております．ということは，非常に多くの方が有痛性糖尿病性神経障害を発症する可能性があるということでしょうか？

　その通りですね．糖尿病の3大合併症は，腎障害，眼障害，神経障害です．神経障害痛の原因は神経断裂や損傷などが一般的ですが，有痛性糖尿病性神経障害は代謝性疾患による神経障

害痛です.

 糖尿病というと，脂肪細胞，肝臓，筋肉の耐糖能低下とインスリン感受性低下を基本とした病態だと思います．この病態がどのように神経障害痛につながるのでしょうか？

 糖尿病では，毛細血管障害により，末梢神経への虚血が起こることと，アルドース還元酵素によりソルビトールという代謝物が神経細胞を障害するといわれています．

 なるほど，毛細血管障害による四肢末梢の神経障害痛なのですね.

 そうですね．**神経障害痛の発症部位として四肢末梢が多いのと，痛みよりもしびれが症状として多い**のも特徴かな.

 なるほど，しびれ徴候や無感覚を伴いやすい神経障害痛ということですね.

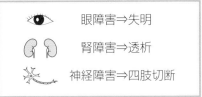

図5-1 ●糖尿病の3大合併症

● 有痛性糖尿病性神経障害

　有痛性糖尿病性神経障害は，「糖尿病網膜症」「糖尿病腎症」と並んで糖尿病の３大合併症であり，頻度が高く症状も早期にあらわれます．初期は，主に足の指や裏に「ぴりぴり」「じんじん」といった痛みやしびれが生じ，手指には症状はみられません．進行すると手指にも痛みやしびれが出現します．いわ

ば手袋や靴下で覆われる部分に症状がみられます.

　有痛性糖尿病性神経障害は，刺すような痛みや電撃痛といった深部痛や異常感覚の頻度が高く，灼熱痛やアロディニアといった誘発痛の頻度は比較的少ない特徴があります.

　さらに神経障害が進行すると，次第に神経は機能を失うため，痛みやしびれではなく，感覚鈍麻が発生します. 足に傷を負っても気づきにくく，細菌感染により，細胞が壊死し，切断に至る可能性もあります. **有痛性糖尿病性神経障害は早期に発見および治療することが重要**です.

■ 有痛性糖尿病性神経障害の治療

　ところで，有痛性糖尿病性神経障害の治療も神経障害痛薬剤治療ガイドラインに準じるのでしょうか？

　そうだね. ただ，**有痛性糖尿病性神経障害の成因から，アルドース還元酵素阻害薬であるエパレルスタットが第一選択薬**に含まれるよ. この薬剤でソルビトール生成を防ぐことができるからね.

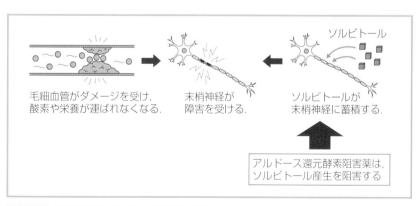

　毛細血管がダメージを受け，
　酸素や栄養が運ばれなくなる.

　末梢神経が
　障害を受ける.

　ソルビトール

　ソルビトールが
　末梢神経に蓄積する.

　アルドース還元酵素阻害薬は，
　ソルビトール産生を阻害する

図5-2 ●有痛性糖尿病性神経障害の原因

なるほど，抗うつ薬やプレガバリンやガバペンチン等と同じ
レベルで推奨されているのですね．

 さらに，**糖尿病によりこれらの異常が発生することから，糖
尿病の血糖コントロールをはじめとする治療をしっかりと行う
ことや，フットケアなどの四肢の観察と清潔維持が重要**だね．

 なるほど．薬剤による神経障害の治療だけでなく，原疾患の
治療とケアが大切ということですね．

 しびれが進行すると，下肢の怪我や感染にも気づかないこと
があるからね．定期的な観察と清潔維持のためのフットケアが
特に大切です．

 生体の警告信号としての痛みを感じなくなることは危険です
ね．痛みの受容体に異常がある先天性無痛無汗症の方は，けが
や感染が容易に発生するというのを，学びましたが（第2章），
同じことが言えますね．

● 有痛性糖尿病性神経障害の治療は，「糖尿病治療」と並行して

　有痛性糖尿病性神経障害の原因は，糖尿病による毛細血管障
害とソルビトール蓄積です．ゆえに，**症状コントロールのため
に最も大切なことは，糖尿病の治療**です．原疾患の治療で神経
障害痛の増悪は抑えられます．また，薬物治療においては，第
一選択薬として抗うつ薬やプレガバリンやガバペンチンだけで
なく，アルドース還元酵素阻害薬であるエパレルスタットが推
奨されています．

　糖尿病神経障害の原因のひとつとして，ソルビトールの蓄積
が指摘されています．このソルビトールを産生するのがアルドー
ス還元酵素なので，「アルドース還元酵素阻害薬」であるエパレ
ルスタットが有痛性糖尿病性神経障害の治療に有効なのです．

表5-1 ●有痛性糖尿病性神経障害の治療

薬剤治療

　　＋

血糖コントロール
フットケア
禁酒・禁煙（生活習慣の是正）

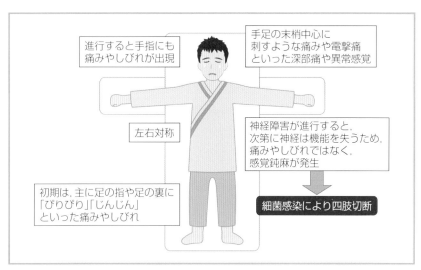

図5-3 ●有痛性糖尿病性神経障害のイメージ

第一選択薬	三環系抗うつ薬 プレガバリン デュロキセチン メキシレチン アルドース還元酵素阻害薬　エパレルスタット
第二選択薬	ワクシニアウイルス接種家兎皮膚抽出液含有製剤 （ノイロトロピン®）
第三選択薬	麻薬性鎮痛薬 　フェンタニル, モルヒネ, オキシコドン, トラマドール, 　ブプレノルフィン

図5-4　●有痛性糖尿病性神経障害の薬剤選択

(日本ペインクリニック学会神経障害性疼痛薬物療法ガイドライン作成ワーキンググループ，編．神経障害性疼痛薬物療法ガイドライン．第2版．東京：真興交易(株)医書出版部；2011．11-38より改変)

ポイント

- ☑ 有痛性糖尿病性神経障害は，腎症，眼症と並んで糖尿病の重篤な合併症である
- ☑ 有痛性糖尿病性神経障害は，毛細血管障害とソルビトール蓄積による神経障害痛である
- ☑ 有痛性糖尿病性神経障害の治療には原疾患である糖尿病のコントロールが重要である
- ☑ 有痛性糖尿病性神経障害の薬剤治療には，通常の神経障害痛治療薬に加えエパレルスタットなどのアルドース還元酵素が有効である

参考文献

1) 堀田 饒. 第4章疼痛疾患 2. 糖尿病性神経障害. In: 小川節郎, 編. 神経障害性疼痛診療ガイドブック. 東京: 南山堂; 2010.
2) 柴田政彦. 本邦における有痛性糖尿病性神経障害の実態調査, 第2報. 日本ペインクリニック学会誌. 2012; 19: 360.
3) 日本ペインクリニック学会神経障害性疼痛薬物療法ガイドライン作成ワーキンググループ, 編. 神経障害性疼痛薬物療法ガイドライン. 第2版. 東京: 真興交易(株)医書出版部; 2016.

Memo 有痛性糖尿病性神経障害の治療について, 気が付いたことを書き込みましょう

Chapter 06

三叉神経痛の診断と治療

Introduction

第6章では，神経圧迫が原因と考えられる神経障害痛である三叉神経痛について学んでいきましょう．

今日は，松上先生が黒澤先生のペインクリニック外来で指導を受けています．

三叉神経痛とは何か

　　先生，今の三叉神経痛の患者さんですが，診察時に痛みはないようでした．『歯磨きをしようとしたら，数十秒間の電撃痛があった』と言っておられました．

　　それが三叉神経痛の特徴だね．三叉神経は， **図6-1** のように，眼神経，上顎神経，下顎神経の3つに分岐するね．三叉神経痛は，何かを契機に数秒から数十秒の痛みが誘発されるよ．

　　三叉神経は，顔面の知覚を脳に伝える神経でしたよね．どうして，こんな痛みをきたしてしまうのでしょうか？

原因は完全には解明されていないけれど小脳橋角部での三叉神経根部の血管による圧迫が原因といわれているよ．外科治療で，この部分を減圧すれば痛みが取れることや腫瘍の浸潤や多発性硬化症に随伴することから，圧迫による神経障害痛と考えられています．

　　なるほど，断裂や損傷による神経障害痛が多いですが，第5章で**有痛性糖尿病性ニューロパチーという代謝による神経障害痛**，第6章で**三叉神経痛という圧迫による神経障害痛**を学ぶのですね．

　　そうだね．第7章では**帯状疱疹後神経痛を学ぶけれども，これは感染による神経障害痛**だね．この本の著者は，基本的対応を重点的に説明した後に，特徴的な原因と対応が必要なものを紹介する傾向があるね．

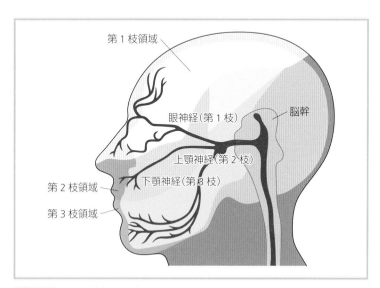

図6-1 ●三叉神経の分布

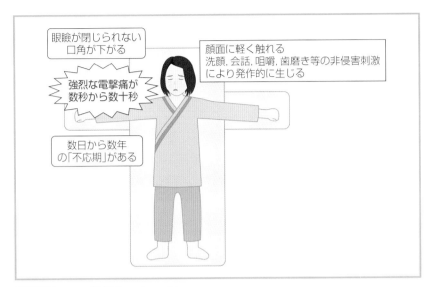

図6-2 ●三叉神経痛のイメージ

● 三叉神経痛

　三叉神経痛は，顔面に痛みのでる疾患です．顔面の感覚を脳に伝える三叉神経に痛みが起こり，激烈な痛みを感じます．三叉神経痛は，何らかの接触刺激で痛みが誘発されます．例として，『鼻の横などを触ると顔面に電撃痛が走る』場合は，三叉神経痛の可能性が高いです．

　三叉神経痛の臨床症状は，顔面に軽く触れる，洗顔，会話，咀嚼などの非侵害刺激により，発作的に生じます．三叉神経痛の痛みの特徴としては突然の電気ショックのような電撃痛があげられます．一瞬の走るような痛みで，数秒のものがほとんどで，長く続いてもせいぜい数十秒です．発作の後に不応期が数日から数年に及ぶのも特徴です．

　三叉神経痛の病因は完全には解明されていませんが，頭蓋内

小脳橋角部における三叉神経根部での血管圧迫が原因であり，腫瘍浸潤や圧迫，多発性硬化症に付随することもあります．

三叉神経痛の治療

　手術室には，1カ月か2カ月に1度くらいしか，微小血管減圧術の症例は来られないと思います．

　三叉神経痛に対する手術治療は，薬剤治療が奏効しなかった場合に限られますからね．カルバマゼピンにより，8割程度の患者さんの痛みがコントロールできるのですよ．

　8割の奏効率はすごいですね．カルバマゼピンは三叉神経痛の特効薬ですね．

　ペインクリニック学会の神経障害痛ガイドラインでも，三叉神経痛は他疾患とは大きく異なった対応となっているね．カルバマゼピンが第一選択，バクロフェンやラモトリギンが第二選択，それが奏効しなければ，微小血管減圧術などの外科治療や神経ブロックの適応になるよ．

　カルバマゼピンは，抗けいれん薬ですよね．

　そうですね．だから，**カルバマゼピン等を処方する際は，ふらつきや眠気に注意**しないといけないね．少量から眠前に処方するなどの工夫が大切だね．

　でも，診断をきちんとしないといけませんね．

　そうだね．神経障害痛の診断には患者徴候と画像所見が大切と第4章で述べたけど，三叉神経痛の場合は必ずしも両方揃うことがないことも理解しておきましょう．

● 三叉神経痛の治療
〜特効薬カルバマゼピンは副作用に注意して〜

　ペインクリニック学会のガイドラインでは，三叉神経痛治療の第1段階として薬物療法を選択しています．

第1選択: カルバマゼピン

　副作用（眠気，皮膚症状，薬剤性過敏性症候群，血球減少，肝障害，電解質異常等）に注意しましょう．

第2選択: バクロフェン，ラモトリギン

　カルバマゼピンにより，8割以上の人で一時的には痛みが消失あるいは改善します．カルバマゼピンは抗てんかん薬ですが，痛みの伝導を抑制することで鎮痛効果を有します．他には，同じ抗てんかん薬であるバルプロ酸ナトリウムやフェニトインも有効なこともあります．抗てんかん薬は，ふらつきや眠気などの副作用が多いため，注意が必要です．

　三叉神経痛治療の第2段階として，外科的治療法や神経ブロックが選択され，以下の治療が考慮されます．

　脳外科手術: 微小血管減圧術，ガンマナイフ

　神経ブロック: 高周波熱凝固術

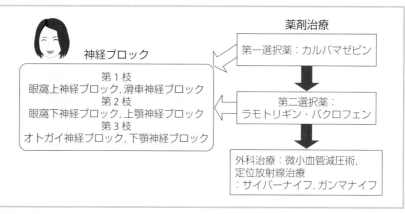

図6-3 ●三叉神経痛の治療指針

(日本ペインクリニック学会神経障害性疼痛薬物療法ガイドライン作成ワーキンググループ，編. 神経障害性疼痛薬物療法ガイドライン. 第2版. 東京: 真興交易(株)医書出版部; 2016. 11-38より作成)

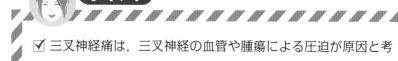

☑ 三叉神経痛は，三叉神経の血管や腫瘍による圧迫が原因と考えられる神経障害痛

☑ 三叉神経痛は，何らかの誘因による数秒から数十秒の電撃痛が特徴

☑ 三叉神経痛にはカルバマゼピンが有効

☑ 三叉神経痛の薬剤治療が奏効しない場合，神経ブロックや外科治療が選択される

☑ 三叉神経痛の外科治療には微小血管減圧術やガンマナイフがある

参考文献

1) Barker FG. The long-term outcome of microvascular decompression for trigeminal neuralgia. N Engl J Med. 1996; 333: 1077-83.
2) Kalkanis SN. Microvascular decompression surgery in the United States, 1996 to 2000: mortality rates, morbidity rates, and the effects of hospital and surgeon volumes. Neurosurgery. 2003; 52: 1251-61.
3) Kit CA. Trigeminal neuralgia: Opportunities for research and treatment. Pain. 2000; 85: 3-7.
4) 城戸晴規. 水毒を伴う三叉神経痛に対して五苓散が有効であった4症例. 麻酔. 2017; 66: 184-6.

Memo 三叉神経痛の診断と治療について，気が付いたことを書き込みましょう

Chapter 07

帯状疱疹後神経痛の治療を学ぼう

Introduction

帯状疱疹は，悪性腫瘍などの免疫力が低下した患者さんに好発します．
その後，神経根に痛みが残存することで帯状疱疹後神経痛（post-
herpetic neuralgia: PHN）という神経障害痛に移行します．PHN
は感染を契機とした神経障害痛です．
今日は，海江田先生が黒澤先生のペインクリニック外来で指導を受
けています．

■■ 帯状疱疹とは何か

 先ほどの患者さんは PHN だけど，なかなか痛みのコントロー
ルが難しいのだよ．

 先生，帯状疱疹が痛いのは何となくイメージできますが，
PHN はもっと痛いのでしょうか？

 そのイメージでいいと思います．帯状疱疹の痛みは，末梢神
経の炎症性の神経障害痛なので，ピリピリと痛いですが，多く
の場合，NSAID やアセトアミノフェンでコントロールできます．

PHN は，免疫力が低下している患者さんに発生しやすいのですね．

　　契機として，悪性腫瘍や免疫力低下症例等に，PHN は発生しやすいです．

　　なるほど，顔面に帯状疱疹が発生する場合もあるのですね．

　　そうです．三叉神経節に潜伏している場合，顔面に激痛が走りますね．

　　帯状疱疹の治療は，アシクロビルなどの抗ウイルス薬だと思いますが，何がポイントでしょうか？

　　そうですね．**帯状疱疹の早期からの積極的鎮痛が PHN への移行を抑制する**といわれているので，積極的な鎮痛が必要です．ただ，帯状疱疹発生時は皮膚科や内科を受診することが多く，初期からの積極的鎮痛の意義を全ての診療科が意識すべきです．女性，**高齢者，強い皮疹などは PHN への移行因子**です．このような因子のある患者さんでは特に注意が必要です．

表7-1　●帯状疱疹後神経痛（PHN）へ移行するリスク

- 女性
- 高齢
- 皮疹出現時の強い痛み
- 日常活動制限
- 強い皮疹
- 眼科領域での発生
- 慢性疾患を有する患者

　　なるほど．他には，デルマトームとの関係が大切と教科書にありました．

デルマトームとは，脊髄神経が支配する皮膚領域を模式化し
たものなので，痛みやしびれの部位から責任領域を推測できま
す．

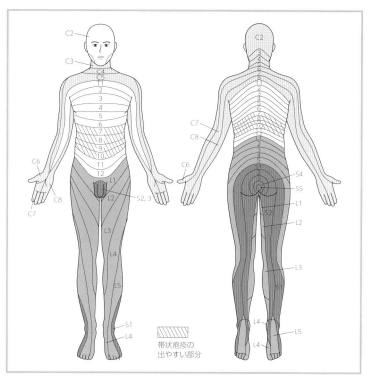

図7-1 ●デルマトームから責任領域を推定する
デルマトーム：脊髄神経が支配する皮膚領域を模式化したもの
⇒痛みやしびれの部位から責任領域を推測できる！

● 帯状疱疹

　帯状疱疹は，水痘・帯状疱疹ウイルスの回帰感染です．初感
染時に，三叉神経節や脊髄後根神経節に潜伏し，何らかの機転
で再活性化され発症します．症状として，神経の皮膚分節支配

に沿った片側性の皮疹と痛みがみられます．皮疹出現の数日前から，約8割の患者さんの皮疹出現部に知覚異常や瘙痒が出現します．

　　帯状疱疹は神経節での炎症による神経障害痛であり，アロディニアを伴うこともあります．皮疹は7～10日で痂皮化，約3週間で治癒しますが，脊髄炎や脳炎などを合併することもあります．耳介部に帯状疱疹が及ぶと顔面神経麻痺が発生します（Ramsay Hunt 症候群といいます）．

　　標準的治療は，抗ウイルス薬（アシクロビル・バラシクロビル・ファムシクロビル）投与で，皮疹出現72時間以内の投与開始が推奨されます．急性期の痛みの強さは，PHN 移行への危険因子なので早期からの除痛開始が重要です．

■ PHN とは何か

　　先生，それでは，PHN とは何なのでしょうか？

　　そうだね，帯状疱疹の治癒後も90日以上，痛みが続く場合にPHN を疑いますね．病理学的には，炎症により脊髄知覚までの神経障害が起こっている状態です．非常に痛みのコントロールは難しいです．

　　なるほど，通常の帯状疱疹の痛みは90日以内にはほとんど消失するけれども，それ以上継続する難治性の痛みをPHN というのですね．

　　その通りです．PHN は，神経ブロックが有効というエビデンスもないため，薬剤治療に頼らざるを得ない状況です．内服も長期にわたることが多いため，三環系抗うつ薬等の副作用が出やすい疾患です．

痛みの性状も変わるのでしょうか？

 帯状疱疹が炎症性の侵害受容痛とすれば，PHN は神経障害痛なので，痛みの性状は大きく異なります．

 なるほど，オピオイドが使用されることも多いということでしょうか？

 その通りです．トラマドールを始めとするオピオイドを帯状疱疹後神経痛に処方することもありますが，副作用も多いのでガイドラインに基づいた処方が必要です．

 PHN は高齢の方も多いため，薬剤副作用に注意が必要ですね．

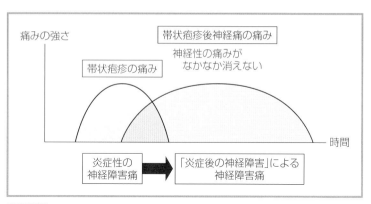

図7-2 ●帯状疱疹の痛みと帯状疱疹後神経痛の痛み

● PHN とその治療

　PHN は，帯状疱疹の合併症です．水痘・帯状疱疹ウイルスによる神経障害を原因とする神経障害痛です．帯状疱疹を発症した症例のうち，80 歳以上では 30％が，60 代では 20％が PHN を発症します．

　PHN は帯状疱疹発症後 90 日以上経過しても痛みが続く場合をいいます．15％は 2 年以上の痛みが続き，6％は 4 年後も続きます．痛みの自然軽快は，時間経過とともに少なくなります．

　PHN の痛みは，持続痛と発作性の電撃痛が中心で，アロディニアをしばしば合併します．

　ペインクリニック学会のガイドラインは PHN の内服治療の推奨は下記のようになります．

第 1 選択: プレガバリン・ガバペンチン・デュロキセチン・三環系抗うつ薬

第 2 選択: トラマドール・ノイロトロピン（一般名はワクシニアウイルス接種家兎炎症 皮膚抽出液が薬剤名）

第 3 選択: オピオイド

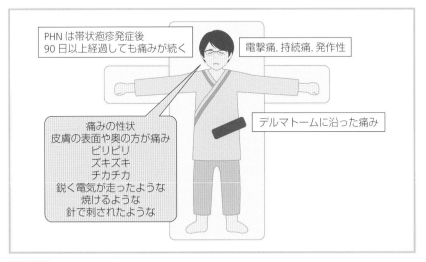

図7-3 ●帯状疱疹後神経痛のイメージ

第一選択薬	抗うつ薬(TCA)や SNRI 　アミトリプチリン　　デュロキセチン Ca チャンネルα2δリガンド 　プレガバリン ワクシニアウイルス接種家兎皮膚抽出液含有製剤 (ノイロトロピン®)
第二選択薬	メキシレチン トラマドール
第三選択薬	麻薬性鎮痛薬 　フェンタニル, モルヒネ, オキシコドン, ブプレノルフィン

図7-4 ●帯状疱疹後神経痛の治療
(日本ペインクリニック学会神経障害性疼痛薬物療法ガイドライン作成ワーキンググループ, 編. 神経障害性疼痛薬物療法ガイドライン. 第2版. 東京: 真興交易(株)医書出版部; 2016[4] より改変)

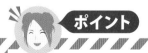
ポイント

- ☑ 帯状疱疹は帯状疱疹ウイルスの回帰感染で, 免疫力が低下した患者さんに発生する
- ☑ 帯状疱疹後神経痛は感染による神経障害痛である
- ☑ 帯状疱疹診断後, 早期の抗ウイルス薬投与と除痛により帯状疱疹後神経痛への移行を予防できる可能性が高まる
- ☑ 帯状疱疹後神経痛移行のリスク因子として女性, 高齢, 皮疹出現時の強い痛みなどがある

参考文献

1) Fashner J. Herpes zoster and postherpetic neuralgia: Prevention and management. Am Fam Physician. 2011; 83: 1432-7.
2) Johnson RW. Clinical practice: Postherpetic neuralgia. N Engl J Med. 2014; 371: 1526-33.
3) Dworkin RH. Recommendations for the management of herpes zoster. Clin Infect Dis. 2007; 44: S1-S26.
4) 日本ペインクリニック学会神経障害性疼痛薬物療法ガイドライン改訂版作成ワーキンググループ, 編. 日本ペインクリニック学会神経障害性疼痛薬 神経障害性疼痛薬物療法ガイドライン. 第2版. 東京: 真興交易(株)医書出版部; 2016.
5) 橋爪圭司. 帯状疱疹痛と帯状疱疹後神経痛. 日本臨牀. 2001; 59: 1738-42.

Memo　帯状疱疹後神経痛の治療について，気が付いたことを書き込みましょう

Introduction

頭痛は,「一次性頭痛」と「他の器質的原因が存在する二次性頭痛」
に分けられます. 一次性頭痛は, それぞれ治療法が異なるため, 鑑
別を知ることが重要です.
今日は, 播磨先生が黒澤先生と頭痛の鑑別について話しています.

■ 頭痛の鑑別　まずは一次性か二次性かを鑑別しよう

　頭痛と言ってもいろいろな種類があるけれど, 最初に鑑別す
べきことは何かな?

　やはり, 一次性か二次性かを鑑別することが大切だと思いま
す. すなわち, 片頭痛, 群発頭痛, 緊張性頭痛に代表される**慢
性頭痛か, くも膜下出血や髄膜炎などの急性の頭痛かを鑑別す
る必要**があります.

　一次性と二次性の鑑別方法はいろいろとあるけども, 50歳
以上に初めて発生するものはほとんど二次性と考えていいと思
います.

なるほど，逆に慢性頭痛である**一次性頭痛は比較的若年に発生し，繰り返す**のが特徴的ですね．

　　その通りです．そして，発症様式，寛解や増悪因子，症状の性質や強さ，片側か両側か，随伴症状，時間経過，患者背景などの兆候から，頭痛の種類を鑑別する必要がありますね．それぞれの頭痛により治療薬は少しずつ異なりますね．頭痛の評価法や鑑別の基本を示します **表8-1** ， **図8-1** ．

表8-1 ● 頭痛の評価法

・発症様式
・寛解・増悪因子
・症状の性質・強さ
・場所（片側か両側か）
・随伴症状
・時間経過
・患者背景（年齢，生活習慣）

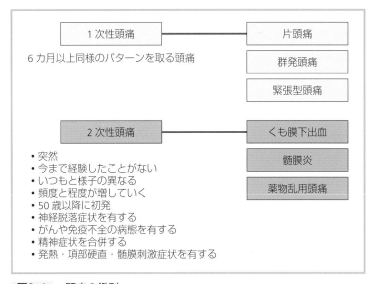

図8-1 ● 頭痛の鑑別

よくわかりました．まずは二次性頭痛の代表である脳出血という緊急性の高い病態を除外して一次性頭痛の鑑別に入ります．

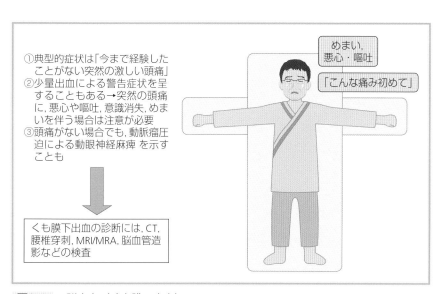

①典型的症状は「今まで経験したことがない突然の激しい頭痛」
②少量出血による警告症状を呈することもある→突然の頭痛に，悪心や嘔吐，意識消失，めまいを伴う場合は注意が必要
③頭痛がない場合でも，動脈瘤圧迫による動眼神経麻痺 を示すことも

くも膜下出血の診断には，CT，腰椎穿刺，MRI/MRA，脳血管造影などの検査

めまい，悪心・嘔吐

「こんな痛み初めて」

図8-2 ●脳出血（くも膜下出血）

■■片頭痛

実は，私は強い片頭痛持ちなのです．月に1度くらい，ズキンズキンと片側が拍動性に痛むのです．片頭痛は安静にしていると症状が軽減するので，暗い部屋でスマトリプタンを内服してじっとしています．

それは，本当につらいですね．予防薬は内服していますか？

いえ，副作用が強いので内服していません．

そうだね，バルプロ酸もアミトリプチンも副作用が強いからね．β遮断薬等は副作用が少ないから，試してみるといいかもしれませんね．

 　はい，これからも片頭痛が続くようでしたら今度試してみたいです．

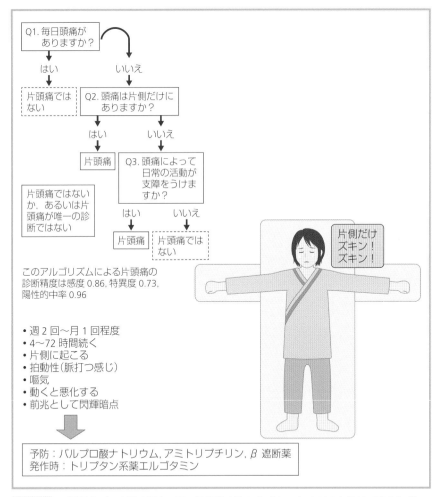

図8-3 ●片頭痛（日本頭痛学会，編．慢性頭痛診療ガイドライン2023を参考に著者作成）

● 片頭痛

　片頭痛は，発作性かつ反復性に起こる頭痛で，前兆の有無により分類されます．前兆有りの場合には，閃輝暗点や視覚消失などの完全可逆性視覚症状や，チクチク感または感覚鈍麻といった感覚異常が先行します．

　頭痛の性状は拍動性で，嘔吐などを随伴し，数時間持続します．その後，持続性の頭重感に変わります．

　片頭痛の誘発因子として，ストレスや緊張などの精神的因子，月経周期などの内因性因子，天候などの環境因子，アルコールなどの食事性因子があります．

　　予防薬剤：バルプロ酸ナトリウム，アミトリプチリン，β 遮
　　　　　　　断薬，Ca チャネル拮抗薬
　　発作時薬剤：トリプタン系薬物，エルゴタミン製剤

　予防薬剤と発作時薬剤の組み合わせで，片頭痛発作を確実にコントロールしましょう．

■■ 群発頭痛

　ところで，先ほどの群発頭痛の患者さんは高血圧ではないのに，Ca ブロッカーを処方されていましたね．

　群発頭痛発生時は，スマトリプタンなどが有効だけれども，眼の奥がえぐられるような強い痛みが数時間続きますので，予防が大切です．先ほどの群発頭痛の患者さんも，リスク因子である飲酒と喫煙を控えていただいて，Ca ブロッカーを処方したら，ほとんど発作は起きないようになりましたよ．

　『わかっちゃいるけどやめられない』と言われる飲酒と喫煙をすぐにやめられるほど，群発頭痛は強い痛みなのですね．

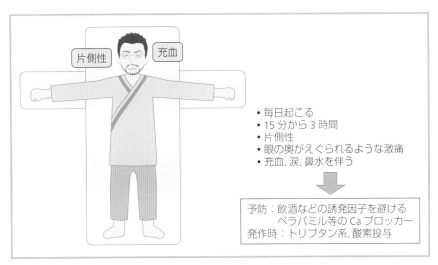

• 毎日起こる
• 15 分から 3 時間
• 片側性
• 眼の奥がえぐられるような激痛
• 充血, 涙, 鼻水を伴う

予防：飲酒などの誘発因子を避ける
　　　ベラパミル等の Ca ブロッカー
発作時：トリプタン系, 酸素投与

片側性　　充血

図8-4 ●群発頭痛

● 群発頭痛

　**短期持続性の眼窩部，眼窩上部または側頭部の片側性の激し
い頭痛**です．頭痛発作が群発する期間（数週間から数カ月間）
とまったく無症状の完全寛解期間（6 カ月から数年間）を繰り
返します．発症年齢は，通常 20 ～ 40 歳代で男性に多い特徴
があります．

　群発期間は，連日のように頭痛発作が起こります．飲酒後や
深夜の睡眠中，朝などの決まった時間帯に，前兆なしに，激痛
が片側性に起こります．痛む側の縮瞳，眼瞼下垂，結膜充血，
流涙，鼻汁，鼻閉，顔面の発汗などの自律神経症状を伴います．

　群発頭痛の薬物療法として，

　予防薬剤：Ca チャネル拮抗薬

　発作時薬剤：トリプタン系薬物のスマトリプタンの皮下投与．

　　　　　　酸素吸入によって軽快する場合もあります．

緊張性頭痛

 先日，私の高校の同級生が緊張性頭痛を発症した，と言っていました．数日間，後頭部が締め付けられるような痛みが続いたそうです．

 ほう，御職業は何ですか？

 出版社に勤めていて，1日8時間パソコン作業をされています．『肩が凝って仕方がない』と言っていました．ストレスも大きいようです．

 それは，まさに緊張性頭痛の特徴を表していますね．**ストレスのかかる仕事をされていて後頭部が締め付けられるような痛みが緊張性頭痛**の特徴ですよ．

 なるほど．今日教えていただいた基本を用いると，なんとなく頭痛の鑑別ができるような気がしてきました．

 まずは，緊急性を要する一次性頭痛か要さない二次性頭痛かを鑑別することが大切です．そして，頭痛の鑑別は，必ずしも教科書通りにいかないこともあるので，そのたびごとに発症様式や痛みの性質を問診して，どの薬剤が患者さんに合うかを相談していく姿勢が大切です．

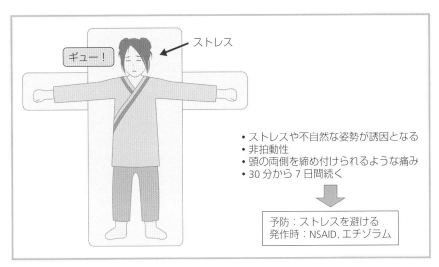

図8-5 ●緊張性頭痛

● 緊張性頭痛

　緊張性頭痛は，ストレスや不自然な姿勢などによって起こる頭頸部筋肉群の持続的な収縮が原因です．症状として，圧迫感・緊張感・非拍動性の絞扼感を伴う頭痛が両側性に起こります．日常的な労作では頭痛の増悪はありませんが，羞明，音過敏，悪心嘔吐を伴うことがあります．こめかみ部や項部に筋硬直と圧痛を認めます．

　　予防薬剤：中枢性筋弛緩薬，抗不安薬，抗うつ薬が一般的です．NSAID，カフェイン，エチゾラムが有効なこともあります．

ポイント

- ☑ まず，慢性の1次性頭痛と緊急性の高い2次性頭痛を鑑別しよう
- ☑ 片頭痛は，片側が拍動性に数時間痛み，発作時はスマトリプタンが有効
- ☑ 群発頭痛は，男性に多く，連日のように眼の奥が拍動性に痛む
- ☑ 緊張性頭痛は，ストレス等を契機として後頭部が締め付けられるように痛む

参考文献

1) Sakai F. Prevalence of migraine in Japan: A nationwide survey. Cephalalgia. 1997; 17: 15-22.
2) Albertyn J. Cluster headache and the sympathetic nerve. Headache. 2004; 44: 183-5.
3) 日本ペインクリニック学会治療指針検討委員会，編. ペインクリニック治療指針 改訂第5版. 東京: 真興交易(株)医書出版部; 2016.

Memo

頭痛の鑑別について，気が付いたことを書き込みましょう

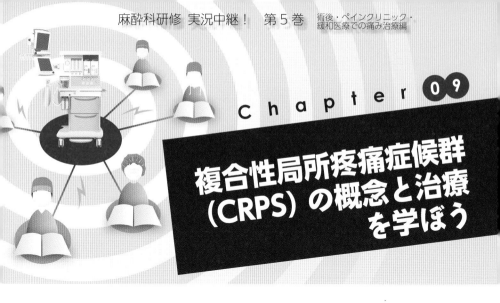

Chapter **09**

複合性局所疼痛症候群（CRPS）の概念と治療を学ぼう

Introduction

複合性局所疼痛症候群（complex regional pain syndrome: CRPS）は，複数の機序が関連するため，「疾患」というよりは「病態」として扱われます．

今日は，中山先生が黒澤先生のペインクリニック外来で，CRPSの患者さんを診察した後に，ディスカッションをしています．

CRPSとは何か

　　先生，僕はペインクリニック志望なので，数多くの文献を読んでいるのですが，このCRPSの概念が完全にイメージできません．

　　中山先生，心配はいりません．それは先生がペインクリニックをきちんと理解している証拠ですよ．**CRPSは，複数のメカニズムが関連している病態**ですからね．

　　どういうことでしょうか？『一つの神経障害だけが関連していない』ということでしょうか？

複合性局所疼痛症候群（CRPS）の概念と治療を学ぼう

　痛みの悪循環が増悪することで，アロディニアだけでなく，関節拘縮，皮膚や爪の萎縮など，さまざまな症状を示します．ゆえに『CRPSは疾患というよりは病態』と言われています．

　なるほど，有痛性糖尿病性神経障害や帯状疱疹後神経痛のように，メカニズムと治療アルゴリズムに明確なつながりや推奨がある疾患とは異なるのですね．

　その通りです．ですから，世界疼痛学会（IASP）も本邦の厚生労働省研究班も，CRPSの診断基準を非常にブロードなものとしています **表9-1** ，**表9-2** ．

　難治性であるCRPSは，ペインクリニックでもっとも扱いにくい疾患の一つということですね．

表9-1 ●世界疼痛学会のCRPSの診断基準

CRPSの臨床的診断基準（2005年，国際疼痛学会）
①きっかけとなった事故や怪我などのイベントに不釣り合いな持続性の疼痛 ②以下の4項目のうち3項目に少なくとも症状が含まれる 　－ 感覚異常: 感覚過敏，触れた程度での異常な痛み 　－ 血管運動異常: 皮膚温の左右差，皮膚色の変化，皮膚色の左右差 　－ 発汗異常/浮腫: 浮腫，発汗の変化，発汗の左右差 　－ 運動異常・萎縮: 可動域の低下，運動障害（筋力減少，振戦，ジストニア），萎縮性変化（毛，爪，皮膚） ③評価時に以下の2つ以上の項目に少なくとも1つの徴候がある 　－ 感覚異常: 疼痛過敏（針で刺すことに対して），感覚異常（軽い接触，温冷刺激，体部の圧刺激，関節運動に対して） 　－ 血管運動異常: 皮膚温の左右差（1℃超），皮膚色の変化，皮膚色の左右差 　－ 発汗異常/浮腫: 浮腫，発汗の変化，発汗の左右差 　－ 運動異常・萎縮: 可動域の低下，運動障害（筋力減少，振戦，ジストニア），萎縮性変化（毛，爪，皮膚） ④上記の症状と徴候をよりよく説明する他の診断がない

（IASP 2005年度版）

表9-2 ●2008年厚生労働省研究班による複合性局所疼痛症候群のための判定指標（臨床用）

CRPS判定指標（臨床用）

病気のいずれかの時期に，以下の自覚症状のうち2項目以上該当すること
ただし，それぞれの項目内のいずれかの症状を満たせばよい
　①皮膚・爪・毛のうちいずれかに萎縮性変化
　②関節可動域制限
　③持続性ないしは不釣合いな痛み，しびれたような針で刺すような痛み
　　（患者が自発的に述べる），知覚過敏
　④発汗亢進ないしは低下
　⑤浮腫
診察時において，以下の他覚所見の項目を2項目以上該当すること
　①皮膚・爪・毛のうちいずれかに萎縮性変化
　②関節可動域制限
　③アロディニア（触刺激ないしは熱刺激による）ないしは痛覚過敏（ピ
　　ンプリック）
　④発汗の亢進ないしは低下
　⑤浮腫

(Sumitani M, et al. Pain. 2010; 150: 243-9より引用，一部改編)

● CRPS の定義

　複合性局所疼痛症候群（complex regional pain syndrome: CRPS）とは，カウザルギー（causalgia: 灼熱痛）や反応性交感神経性ディストロフィー（reflex sympathetic dystrophy: RSD）などのさまざまな病名で呼ばれていました.

　1994年の国際疼痛学会（IASP）で，CRPSは「骨折などの外傷や神経損傷の後に痛みが持続する症候群」として定義されました. CRPSは，先行する外傷や手術などの後に，「治癒過程から説明できず神経の支配域とは無関係な痛み」として出現します.

　CRPSに特徴的とされる症状はさまざまです. 灼熱痛，感覚過敏や低下，皮膚の色の変化（発赤，チアノーゼなど），発汗異常（過剰も過少もあります），皮膚温度の異常（上昇も低下もあります），皮膚の浮腫や萎縮，骨の萎縮，筋肉の萎縮など，

相反する症状が含まれます．また，しびれ感，不快感として表現されます．慢性化により難治性の関節拘縮にもつながります．

CRPS の診断と治療

 CRPS の診断基準ですが，IASP も日本版も非常に複雑ですね．

 そうですね．外見で浮腫や皮膚，爪，毛の萎縮，さらには関節可動域制限などの機能障害も含まれます．**発汗過多や低下は交感神経系の異常を示しています**．

 なるほど，**痛みの悪循環を解除するためには，末梢血流を回復させるために，リハビリテーションを行う必要**がありますね．

 その通りです．しかし，痛みが強いとリハビリテーションは円滑にいきません．だから，CRPS 患者さんがリハビリテーションを遂行できるように，神経ブロックと薬剤治療を個々の症例ごとに組み合わせることが大切です．痛みが長期間にわたることで，CRPS 患者さんの精神状態に大きな影響が出てしまうのです．なので，心理療法も併用されることが多くなります．

 痛みが続くと，心因性の要素も追加されてくるので，一緒に治療しないといけないということですね．CRPS の治療指針がイメージできてきました．

 CRPS の病態はさまざまなので，患者さんごとに適切な鎮痛を施して，リハビリテーションが可能となり痛みの悪循環を断ち切ることを目標にしましょう．

 第 4 章からペインクリニックを学んできましたが，やはり帯状疱疹後神経痛とこの CRPS が最も難治性の印象があります．

 その他にも，failed back syndrome といわれる脊椎手術後症候群なども非常に治療が難しいですよ．この本は，麻酔科レジ

デントの先生に痛み治療の基本を理解してもらうためなので，ペインクリニックはこれで一旦区切ります．これからは，臨床研修を積みながら成書で学びましょう．ペインクリニックには，脊髄刺激電極などの侵襲的なものから，鍼灸などの東洋医学的な治療法もありますから，総合的に学んでいきましょう．

　わかりました．ペインクリニック専門医を目指して頑張ります．

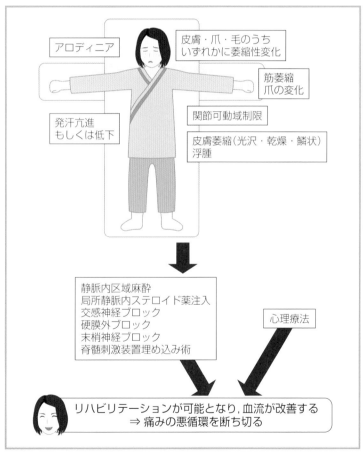

図9-1 ●CRPSのイメージと行われる神経ブロック

● CRPS の治療は長期にわたり総合的に

　CRPS に対して確立された治療プロトコールはありませんが，**早期に治療を開始することで回復が良好になるといわれています**．薬物療法，理学療法を行い，痛み悪循環を断つこと，患者さんごとに有効な治療法が異なることを意識して治療を行います．

　薬物療法では，NSAID，オピオイド，ワクシニアウイルス接種家兎炎症皮膚抽出液（商品名：ノイロトロピン）や三環系抗うつ薬，抗てんかん薬などが投与されます．神経ブロックは静脈内局所麻酔投与や交感神経ブロック，硬膜外鎮痛法，末梢神経ブロックなどさまざまな方法が選択されます．もちろん，治療が長期にわたるため，心理・社会的なサポートも大切です．

ポイント

- ☑ CRPS は，組織障害治癒後も難治性の神経障害痛が持続する「病態」である
- ☑ CRPS の治療は，痛みの悪循環を断つことが重要である
- ☑ CRPS の治療は，心理療法も有効な場合がある
- ☑ CRPS の治療は，さまざまな神経ブロックが用いられる
- ☑ CRPS の治療は，血流改善のためのリハビリテーションが必須

参考文献

1) Sumitani M. Development of comprehensive diagnostic criteria for complex regional pain syndrome in the Japanese population. Pain. 2010; 150: 243-9.
2) 住谷昌彦. 本邦における CRPS の判定指標. 日本臨床麻酔学会誌. 2010; 30: 420-9.
3) Marinus J. Clinical features and pathophysiology of complex regional pain syndrome. Lancet Neurol. 2011; 10: 637-48.
4) 宮崎 有. 末梢神経ブロックと運動療法の併用と心理社会的なサポートが有効であった小児複合性局所疼痛症候群の 1 例. 日本ペインクリニック学会誌. 2017; 24: 47-50.
5) 南 敏明. アロディニアの発現と抑制. 治療学. 2005; 39: 797-9.

Memo 複合性局所疼痛症候群（CRPS）の概念と治療について, 気が付いたことを書き込みましょう

Chapter **10**

緩和医療の考え方

Introduction

緩和医療はがんの痛みを取ることを中心に発達してきました.

近年は，がん治療中の不快な症状や，がん以外の疾患に対しても応用されています.

緩和医療は「診療期間がある程度限定されていること」や「急性痛も扱うこと」から，慢性的な痛みの治療を主な対象とするペインクリニックとは，少し考え方が異なります.

今日は，松上先生が黒澤先生と緩和医療についてディスカッションしています.

■■■ 「麻酔科的」緩和ケアの定義と考え方

　ペインクリニックのパートが終わり，ここから緩和医療ですね.

　この章は，少し第3巻の緩和医療と似ているけれど，大切なところだから，再度，基本を確認しながら，議論を深めていこう.

はい，緩和ケアはいわゆる終末期の方だけでなく，治療中の方も対象にしているということでしたね **図10-1** ．

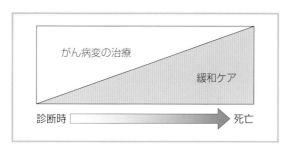

がん病変の治療

緩和ケア

診断時　　　　　　　　　　　　　　死亡

図10-1 ●診断時から始まる緩和ケア

その通り，化学療法による末梢神経障害の患者さんが緩和ケアチームに紹介されてくることもあるね．例として，**デュロキセチンは化学療法による末梢神経障害に非常に有効**だね．

なるほど．でも緩和ケアチームとして，麻酔科が活躍するのは，どちらかというと治療中の方よりも終末期の方でしょうか．

そうだね，**化学放射線治療中の症状緩和は，さまざまな薬剤のエビデンスが蓄積している**からね．麻酔科は，オピオイドや硬膜外鎮痛法が用いられる終末期の方がより貢献できているかな．

診断時から不快な症状を取って，生活の質（QOL: Quality of life）を高めることが緩和ケアですね．**積極的な痛み治療により生命予後が改善する**というデータもありましたね **図10-2** ．

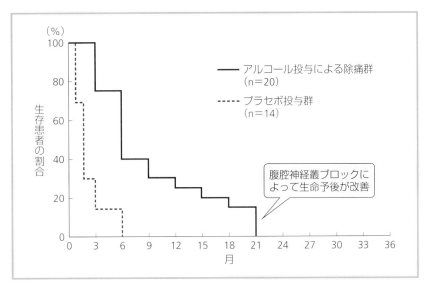

図10-2 ●積極的な痛み治療は生命予後を改善する
実際に，がんの痛みが余命に及ぼす影響を検討した米国（ジョンズホプキンス大学病院）の
報告がある．
(Lillemoe KD, et al. Ann Surg. 1993; 217: 447-57)

　　その通りです．治療中からの緩和ケアという意味では，がん
の手術時の痛みをしっかりと取ることも緩和ケアかもしれませ
んね．根治的手術でも消化管バイパスなどの緩和的手術でも，
痛みが強いことが術後の生活の質（QOL）を低下させるのは明
白ですね．

ペインクリニックと緩和医療の痛み治療の共通点

　　緩和ケアの苦痛の評価とペインクリニックの共通点はわかる
かな？

　　はい，ペインクリニックでは心因痛というように，精神状態
も痛みに関連することを学びました．緩和ケアも身体的なもの
だけでなく，**精神的，社会的，スピリチュアルな痛みを全人的**

に理解しようという姿勢が大切ですよね.

そうだね. スピリチュアルという概念は難しいよね. 自分の存在意義的なものとも言えるかな. やはり人生の終わりを意識するので, 自分の存在意義に対する痛みというのが緩和ケアでは特に大切かな.

なるほど, 患者さん自身の症状に関する訴えを大切にすることは, ペインクリニックでも緩和医療でも同じですよね. 例えば, 呼吸困難という症状は, 患者さん本人じゃないとわからないですよね. 常に, 患者さんの苦痛に傾聴して共感する姿勢が大切ですね.

ペインクリニックと緩和ケアの痛み治療のアプローチの違い

ペインクリニックと緩和ケアの痛み治療に対するアプローチの違いは何でしょうか?

非常にいい質問だね. まず, ペインクリニックの痛みでは今まで学んだ通り, 痛みの部位に発痛物質が集積し, 血流減少も加わって, 痛みの悪循環が発生したよね. そして, 『**痛みの悪循環に対する神経ブロックや薬剤治療により, リハビリテーションが可能となり, 血流改善が起こる**』というのが痛みの治療方針だったよね.

はい, そうですね. 緩和医療は異なる部分もあるのでしょうか?

がんに関連した痛みは, 腫瘍の増大による周囲組織の浸潤が痛みの主な原因だね. 臓器内で腫瘍が増大すれば被膜伸展の痛みが起こり, 骨転移が起これば体動時痛が起こるよね. そして, 神経に浸潤すれば, 神経障害痛が発生するね. これらの**痛みが比較的短期間に続々と発生するのが緩和医療の痛みの特徴**かな?

なるほど，ペインクリニックの痛みは身体の1カ所の慢性痛であることが多いですよね．対照的に，緩和医療は身体のさまざまな部位に痛みが発生し急性痛的な要素もあるということですね．

　そうだよ，そして，**がんの増大で痛みの性状や強さが変化していく**のも特徴かな．数日単位で痛みのコントロール法を変更することが求められることもあるね．

　イメージがついてきました．ペインクリニックの痛みは神経障害痛が多いけれども，緩和医療では侵害受容性と神経障害痛のどちらも起こりうるということですね．

　そうだね．そして患者さんが**『残された時間の中で何がしたいのか』を聞き出して，その希望に沿えるように症状緩和するというアプローチが大切**です．

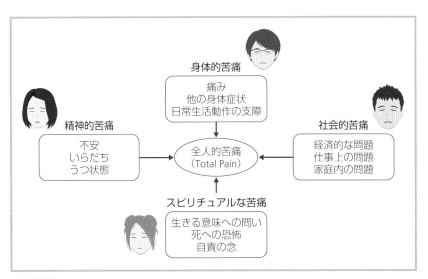

図10-3 ●全人的苦痛（total pain）として理解しましょう
(WHO Collaborating Center for Palliative Cancer Care: Looking forward to Cancer Pain Relief for All, CBC Oxford, 1997, p.21を参考に著者作成)

● 世界保健機構（WHO）の緩和ケアの定義

　WHO は緩和ケアを「生命を脅かす病に関連する問題に直面している患者と家族の痛み，その他の身体的，心理社会的，スピリチュアルな問題を早期に同定し適切に評価し対応することを通して，苦痛を予防し緩和することにより，患者と家族の生活の質（QOL）を改善する取り組み」と定義しています．長い定義ですが，重要なことは「ケアの対象に患者だけでなく家族も含まれる」こと，「苦痛は身体的なものだけではない」こと，「主目的は苦痛をとり生活の質を改善させる」です．

　緩和ケアは，「苦痛」に焦点をあてることが大原則です．緩和ケアの提供は，特定の診療科だけが行うのではなく，がんを診療するすべての医療従事者が行います．そして，基本的な緩和ケアにより症状緩和が困難な患者さんは専門的緩和ケアに紹介します．日本緩和医療学会の PEACE 講習会は，全ての医師が基本的な緩和ケアを提供できるようになることを目標にしています．

● WHO のがん疼痛治療の考え方

　世界保健機構は，「がん疼痛は治療可能であり治療されるべき」としています．そして，がん疼痛の評価と治療にはチームアプローチが重要であると強調しています．

　がん疼痛治療の主軸は薬物療法です．非オピオイド鎮痛薬，オピオイド鎮痛薬，鎮痛補助薬を，適切なコンビネーションにより，良好な鎮痛をほとんどの患者さんに提供可能としています．

がん疼痛は下記の 3 つに分けられます.

①がん自体に起因する痛み…腫瘍による内臓や神経の破壊・
圧迫・虚血など

②がん治療に伴って生じる痛み…術後痛, 化学療法や放射線
治療の有害事象など

③消耗や衰弱によって生じる痛み…筋肉や関節の萎縮や拘縮,
褥創など

がんの痛みの治療は, 上記①から③のどれに起因するかをイ
メージしながら行うことが大切です. ①に関しては画像検査が
有効なことも多くなります.

■ がん疼痛の評価と治療

ここでは, 少し第 3 巻の緩和医療の痛みのアプローチにつ
いて考えていこうか? 現在消化器内科医の渡辺先生の研修医
時代の回想シーンを出してみよう.

麻酔科研修実況中継第3巻より回想シーン（第3巻, p.152〜156）

■がん疼痛の評価と治療

WHO のがん疼痛治療指針では，**①夜間就眠の確保，②安静時痛からの解放，③体動時痛からの解放，の順番で治療していく**のですね．

それぞれの薬剤には副作用もあるからね．副作用を最小限にして，患者さんの痛みを効果的に除いていくことが基本だよ．そして，WHO の鎮痛薬使用の5原則に従うことが何より大切だよね **表10-1**．これは，医師国家試験でも頻出事項だね．

表10-1 ●WHOがん疼痛治療指針

- がん疼痛治療の目標
  - 第1目標：痛みに妨げられない夜間の睡眠時間の確保
  - 第2目標：安静時の痛みの消失
  - 第3目標：体動時の痛みの消失

- 鎮痛薬使用の5原則
  - 1 経口的に（by the mouth）
  - 2 時刻を決めて規則正しく（by the clock）
  - 3 除痛ラダーに沿って効力の順に（by the ladder）
  - 4 患者ごとに個別の量で（for the individual）
  - 5 細かい配慮を（with attention to detail）

はい，鎮痛薬は経口薬を基本として時間を決めて投与するなどの原則ですね．緩和医療だけでなく，全ての薬剤投与にも当てはまると思います．

そうだね，特に定時投与しないと，適切な鎮痛薬の調整が難しいからね．

はい，そして，WHO の3段階ラダーに従い，鎮痛薬を変えていくことが大切ですね．

本当によく勉強しているね．それでは，第 1 段階の薬剤である NSAID とアセトアミノフェンの違いはわかるかな？ **図10-4**

 NSAID の副作用が腎障害で，アセトアミノフェンが肝障害，ということでしょうか？

 副作用の違いはその通りだね．作用の違いとして，**両方とも解熱・鎮痛作用を有する**．違いとして **NSAID は抗炎症作用があるけれども，アセトアミノフェンにはない**ことを理解しよう．

 なるほど．

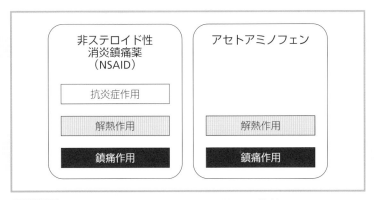

図10-4 ●NSAID・アセトアミノフェンの作用の比較

■ がん疼痛に対するオピオイドと副作用

 痛みが増悪して，第 2 段階，第 3 段階の鎮痛が必要な場合，第 1 段階の薬剤はどうするのがいいかな？

 痛みがコントロールできていないので中止するのですか？

 第 1 段階の薬剤は効いていない訳ではなく，第 2 段階，第 3 段階の薬剤と併用して継続するのだよ．

なるほど，さまざまな種類の薬剤を用いて痛みを取るということですね．

 がん疼痛は内臓痛のコントロールがメインなので，オピオイドが主体となることが多いよ．わかるかな？　第2段階では弱オピオイド，第3段階では強オピオイドが使用されるよ 図10-5 ．実際の臨床では，弱オピオイドのトラマドールやコデインを使用せず，比較的低用量のオキシコドンからオピオイドを開始することもあるね．

 緩和医療で主に使用される強オピオイドには，オキシコドン，フェンタニル，モルヒネがあるのですね．フェンタニルは，手術室で使用するような静脈投与薬だけでなく，貼付薬もあるのですね．

 そうだね，がんの進行により内服ができない人もいるので，**これらのオピオイドは静脈投与，経口投与，坐剤投与，貼付などさまざまな投与経路がある**よ．

 なるほど，消化器がんの進行された方で経口摂取ができない場合も対応できますね．ところで，なぜこのような複数のオピオイドが使用されるのですか？

 それは，オピオイドを長期投与した場合に，別の種類に変更するというオピオイドスイッチを行う必要があるからだよ．オピオイドスイッチの目的の1つは「副作用を回避する」ためで，もう1つは「オピオイドに対する耐性を回避する」ためだよ．どんな副作用があるかな．

 オピオイドの副作用として呼吸抑制，便秘，縮瞳があります．

 その通り，さらに代謝経路も考慮しよう．例えば，腎排泄のモルヒネは，腎不全患者さんでは投与すべきではないね．

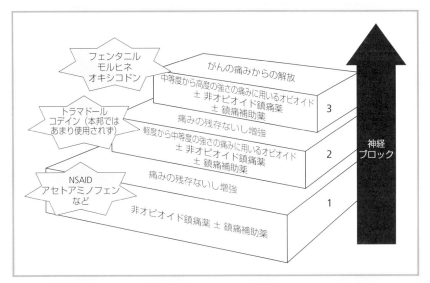

図10-5 ●WHO3段階除痛ラダー
ここで強調することとしては，①痛みの強さに応じて最初から2段階，3段階から開始してもよいこと，②オピオイドを開始した場合，非オピオイドは得られる効果と生じうる副作用のリスクとを勘案したうえで，併用してもよいし，中止してもよい.
(駒澤伸泰. 麻酔科研修実況中継！ 第3巻 手術室急変対応と周辺領域編. 東京: 中外医学社; 2019より引用)

 どうだろう？　感想は？

 そうですね．やはり痛みに対する考え方は，手術麻酔における術後鎮痛でも緩和医療でも同じなのだと思います．侵害受容痛である内臓痛に対してオピオイド，局在のはっきりした体性痛に対するNSAIDやアセトアミノフェンが有効，というアプローチは変わらないのですね．

 術後痛と異なる部分は何だろうか？

 術後痛は時間経過とともに減少しますが，がん浸潤による痛みは時間経過とともに増大します．そして，オピオイドをはじ

めとする鎮痛薬を継続的に内服しないといけませんね.

　そうだね. ただし, オピオイド治療の基本を守らないといけないね.「全身検索をして腫瘍の局在を評価すること」,「痛みの性状から患者さんの満足するバランスの取れた鎮痛法を提供すること」,「合併症をできる限り減らせるように調整すること」の3つを意識すれば, 麻酔科医は緩和医療に大きく貢献できるよ.

表10-2 ●オピオイド治療の基本

①痛み治療の目標を定める (何をできるようになりたいか)

②「経口摂取ができるか」,「呼吸困難があるか」,「腎機能障害があるか」を考慮してオピオイドを選択

③レスキュー準備とオピオイド副作用対策を綿密に行う

　緩和医療にも神経ブロックを応用できますよね.

　そうだね. 硬膜外鎮痛は副作用の少ない鎮痛ができるし, 腸管運動も亢進させるのでイレウス予防にも役立つよね. 超音波ガイド下神経ブロックにより, 神経浸潤している症例の痛みも軽減できるかもしれないね.

　痛みを包括的に評価する必要性があることはわかりました. でも, 全てをチェックするのは難しいと思います. がんはさまざまな場所でさまざまな浸潤をする訳ですから.

　そうだね, そのために痛みの評価シートを利用して, 痛みの部位, 程度, パターンや強さを評価しているね.

　わかりました. 痛みの評価シートを使用すると, 医療者間で痛みの情報共有や経時評価が可能になりますね. 私も評価シートを使用してみます.

表10-3 ●痛みの評価シートに含まれる評価項目

- 日常生活への影響
- 痛みのパターン
- 痛みの強さ
- 痛みの部位
- 痛みの性状
- 痛みの増悪因子
- 痛みの軽快因子
- 治療の反応　定期薬剤とレスキューに必要な量

記録することで
❶多職種での情報共有や
❷経時的変化の評価
　ができます

(日本緩和医療学会. がん疼痛の薬物療法に関するガイドライン2010年度版. 東京: 金原出版; 2010をもとに作成)

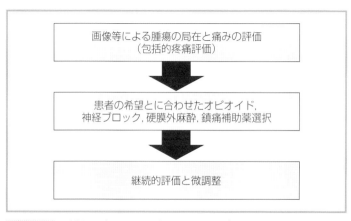

図10-6 ●緩和医療における痛み治療のアプローチ

●「麻酔科的」な緩和医療アプローチ

　現在，緩和医療の普及は著しく，多くの病院で緩和ケアチームが生まれ，活躍しています．麻酔科医は，オピオイド使用と硬膜外鎮痛を始めとするさまざまな鎮痛法に習熟しており，痛み治療に大きく貢献できます．

　緩和医療における痛みはほとんどががんの浸潤によるので，痛みの評価をする際には患者さんに，痛みの部位や性状を聞き，腫瘍との関連を考える姿勢が大切です．画像所見等があれば，

痛み治療に対する治療戦略を立てる際により有効です．そして，**オピオイドや神経ブロック，鎮痛補助薬を組み合わせて患者さんの痛みを取る方向性は，まさに術後鎮痛と共通**します．違いとしては，術後鎮痛は数日間から長くて数週間の期間ですが，緩和医療における痛み治療は，患者さんの終焉まで続きます．

　他職種，他診療科と意見を交換しながらアプローチすることで，麻酔科医は緩和医療に大きく活躍できます．

 **ポイント**

- ☑ 緩和ケアは，がんの診断時から始まり，患者さんの終焉まで続く
- ☑ WHO のがん疼痛治療指針（夜間就眠確保⇒体動時痛⇒安静時痛除去）を理解しよう
- ☑ 患者さんの痛みを全人的（身体・精神・社会・スピリチュアル）に理解しよう
- ☑ WHO の 3 段階除痛ラダーを理解しよう
- ☑ 緩和ケアの痛みには急性痛も含まれることを理解しよう
- ☑ 緩和医療の痛み治療は，腫瘍の局在と痛みの性状を考慮して処方しよう

参考文献

1）日本緩和医療学会 緩和医療ガイドライン委員会，編．がん疼痛の薬物療法に関するガイドライン 2020 年版．東京：金原出版；2020.
2）日本緩和医療学会 緩和医療ガイドライン委員会，編．がん患者の呼吸器症状の緩和に関するガイドライン 2016 年版．東京：金原出版；2014.
3）Lillemoe KD. Chemical splanchnicectomy in patients with unresectable pancreatic cancer. A prospective randomized trial. Ann Surgery. 1993; 217: 447-55.

Memo 緩和医療の考え方について，気が付いたことを書き込みましょう

Chapter 11

緩和医療における
オピオイドの使い方

Introduction

手術室で用いられるオピオイドと言えば，フェンタニル，レミフェンタニル，たまにケタミンやモルヒネです．

緩和医療におけるオピオイドは，フェンタニル，オキシコドン，モルヒネがほとんどですが，がんの進行とともに使用量が変化することと，副作用を軽減する姿勢が大切です．

今日は，中山先生が黒澤先生と緩和医療でのオピオイドの使用方法についてディスカッションしています．

■■■緩和ケアの痛みの評価

 これまでの章で学んだ，ペインクリニックと，緩和ケアにおけるアプローチの大きな違いは何でしたか？

 やはり，ペインクリニックの痛みは場所や原因が変化しにくいことが多いけれど，がんの場合は，浸潤により痛みの性質が変わっていくことだと思います．

そうだね．がんの増大および浸潤以外の特徴はなんだろうか？

 転移することでしょうか？

 そうだね，ある日突然背中が痛くなって MRI を撮影すると脊椎転移が見つかった，ということはしばしば見られます．すなわち，痛みの原因は 1 カ所とは限らないということですね．

 なるほど，がんの痛みは，時系列で変化することと，痛みの箇所が 1 カ所とは限らないのですね．

 その通り．だから，痛みの診断をつけるために包括的疼痛評価を行う必要があるのだよ．

 包括的疼痛評価というのは画像診断を行うということでしょうか？

 画像検査で腫瘍の進行具合を確認することに加えて，**患者さん自身の性状やどんな時に痛みが増強するかを確認することも大切**だね．

 なるほど，内臓痛と体性痛では痛みが全然違いますからね．

 大規模研究でも，包括的疼痛評価後に，新たな脊髄転移，骨転移，神経圧迫が見つかることが多いと報告されているね．

 なるほど，鎮痛薬の調整の前に包括的疼痛評価ですね．

緩和ケアの鎮痛の主体はオピオイド

 ペインクリニックは，やはり神経障害痛に対する神経ブロックや治療薬が主体となる印象があります．対照的に，緩和ケアというとオピオイドというイメージがありますがいかがでしょ

うか？

　やはり，がんの痛みは内臓痛のコントロールが大切なので，オピオイドが主体となることが多いよ．**内臓痛に対して，オピオイドがよく効く**からね．

　緩和医療で主に使用されるオピオイドは，オキシコドン，フェンタニル，モルヒネがメインなのですね．フェンタニルは手術室で使用するものと同じですね．

　そうだね．モルヒネとフェンタニルの違いは手術室麻酔で大分学んだよね．この違いはわかるかな？

　モルヒネの方がフェンタニルより半減期が長いため，術後鎮痛では呼吸抑制に注意と学びました．

　そうだね．後，**フェンタニルはモルヒネよりも腸管抑制が少ないので，術後持続投与も行われている**ね．

　オキシコドンは何故用いられるのでしょうか？

　オキシコドンは経口内服した場合の1日の血中濃度の安定性が利点だね．静脈投与から経口投与への切り替え計算も意外と簡単にできることも魅力だね．

　なるほど，フェンタニルの経口錠剤はいまだ開発されていないですね．薬物のベース濃度をいかに一定に提供するかがオピオイド処方において大切なのですね．

　さらに，**モルヒネとオキシコドンが水溶性のため脊髄への浸透に時間がかかり，脂溶性のフェンタニルは対照的に浸透が速い**ことなどもの薬剤特性も知っておきましょう．

　これらのオピオイドの受容体の違いはどういう意味がありますか？

μ，κ，δなどのオピオイド受容体でそれぞれ鎮痛・鎮静・消化管運動への影響が異なるのでそのメカニズムを意識することも処方に有効かもしれません．例として，同じμ受容体である鎮痛や多幸感などに関与するμ1受容体と，便秘や呼吸抑制などに関与するμ2受容体が存在します．

　なるほど，フェンタニルはモルヒネやオキシコドンと異なりμ1受容体作用のみなので，便秘や瘙痒感が少ない可能性があるなどと考えていくのですね．

表11-1 ●代表的なオピオイドの特徴

	モルヒネ	オキシコドン	フェンタニル
受容体	μ（μ1，μ2） κ δ	μ（μ1，μ2） κ	μ（μ1）
極性	水溶性	水溶性	脂溶性
排泄	M3G M6Gとして腎臓より排泄	腎臓より排泄	一部が未変化体として腎臓より排泄
緩和医療での特徴	さまざまな剤型がある 腎障害では使用注意	静脈投与と経口投与間の調整が行いやすい	腸管抑制作用が少ない

(日本緩和医療学会 緩和医療ガイドライン委員会，編．がん疼痛の薬物療法に関するガイドライン．2014年版．東京: 金原出版; 2014より改変)

　がんの進行により内服ができなくなる人もいるので，これらのオピオイドは「静脈投与」，「経口投与」，「坐剤投与」，「貼付」，「皮下投与」などさまざまな投与経路があることを理解しよう．

　どうして，このように複数のオピオイドとさまざまな投与経路が準備されているのですか？

　投与経路や投与オピオイドの種類を変更することをオピオイドスイッチと言います．これは，副作用とオピオイドに対する

耐性を回避して，オピオイドの効果を維持するために行います．さまざまなオピオイドの種類と投与経路のオプションがあるからこそできます．ところで，オピオイドには，どんな副作用があるかな．

　オピオイドの副作用として，呼吸抑制，便秘，縮瞳があります．モルヒネは腎排泄で作用時間も長いので，腎不全患者さんでは禁忌でしたよね．

　そうだね．それぞれの患者さんと病態に従って選択しましょう．第3巻と同じように，手術室，ペインクリニック，緩和医療でのオピオイドは，投与期間を始めとしてさまざまな違いがあるね．

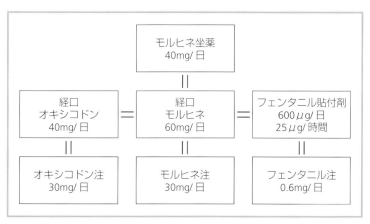

図11-1 ●代表的なオピオイド力価表
投与経路によるモルヒネ換算値
経口：皮下・静脈内：硬膜外：くも膜下＝1：1/2 ～ 3：1/30：1/300
経口モルヒネ60mgを基準にして考えることを伝える．

　なるほど，限られた時間の中で，副作用を最小限にして効果を最大限にするのですね．

■■■緩和ケアにおけるオピオイド治療調整の意義

 オピオイドのベースとレスキューの考え方はわかるかな？

 はい，徐放性薬剤を定期内服して，痛みが強い場合には徐放剤の 6 分の 1 程度の速放性薬剤を内服します．例として，オキシコドン経口を 1 日 80mg 分 2，すなわち 12 時間おきに40mg の場合は，レスキューを 10～15mg に設定します．

 そうだね，そこでレスキューの回数が多ければ，ベースの投与量を増加させるのですね．ただ，ここで注意すべきことは，第 1 段階の薬剤である NSAID やアセトアミノフェンの内服は継続するということだよ．

 体性痛と内臓痛は違うからですね．

 他にも，レスキューを使用する理由によって対応が異なることもあるよ．レスキュー使用が持続痛に対してならベースのオピオイド投与量アップが適切と思うよ．しかし，レスキュー使用の理由が突出痛だけなら，内服タイミング調整で対応できるかもしれないよ．

 突出痛が予想される場合には，あらかじめレスキューを内服するなどの工夫が有効と聞いたことがあります．

 そうだね，がんの痛みは，患者さんの日常生活にも大きく影響するからね．患者さんと相談して投与量は調整していこうね．

 オピオイドが効きにくい痛みはどんなものがありますか？

 骨転移痛などは，オピオイドのレスキューはあまり有効でないこともあるね．その場合は，放射線投与やビスホスホネート

が有効だよ．他に，荷重による痛みの場合は，その荷重を除去する工夫が有効なこともあるね．

　なるほど，初期臨床研修医の時，患者さんがコルセットを装着しただけで突出痛がなくなった，という症例を経験したことがあります．

　その通り，**非薬物治療やケアも大切**だよ．温罨法や冷罨法も鎮痛に有効なことが多いね．

　温めることや冷やすことも鎮痛に有効なのですね．ケアの大切さですね．

■■オピオイドの合併症とその対策

　オピオイドの投与調整はなかなか難しそうですね．

　そうだね．不十分なら痛みは取れないし，過量になると呼吸抑制まではいかなくても眠気が出て日常生活が営めなくなるね．

　なるほど，他に注意すべきことは何でしょうか？

　高率に発生するオピオイド内服時の合併症として便秘と嘔気があるよ．

　この本の2章でも学びましたね．術後鎮痛でも便秘と嘔気は問題になりますよね．

　その通りだね．**便秘は耐性が形成されない，すなわち時間が経過しても便秘は解消しない**のだ．だから，**オピオイド内服中は酸化マグネシウムなどの緩下剤を内服することが重要**だね．

　オピオイドを内服している限り便秘対策は必要ということですね．

しかし，嘔気は耐性が1〜2週間で形成されてくるね．なので，プロクラルペラジンなどを1〜2週間の内服が推奨されているね．

 制吐薬を漫然と継続投与しつづけて，錐体外路障害を示している症例を聞いたことがあります．

 緩和ケアの痛みコントロールはオピオイド主体だけれども，必要な量は時期によって変化するのだね．副作用と効果を評価しながら投与量を調整しないといけないね．緩和ケアにおけるオピオイド治療のエビデンスは頭に入れておきましょう．

● 緩和ケアにおけるオピオイド治療のエビデンス

　緩和ケア治療におけるオピオイド治療のエビデンスをまとめます．

　新たな剤型やハイドロモルフィンなどの新たなオピオイドも利用可能になりつつありますが，エビデンスと患者さんの症状を組み合わせながら処方することが基本です．

表11-2 ●緩和ケアにおけるオピオイド治療の重要エビデンス

①モルヒネとオキシコドンの鎮痛効果と副作用は同等

②フェンタニルはモルヒネに比べて鎮痛効果は同等で，便秘の程度も小さい

③初回のオピオイドとしてフェンタニル貼付剤を使用することの安全性は確立されていない（保険適用もない）

④呼吸困難に対する明確な緩和効果のあるオピオイドはモルヒネのみ（経験的に他のオピオイドも有効な可能性あり）

（日本緩和医療学会 緩和医療ガイドライン委員会，編．がん疼痛の薬物療法に関するガイドライン．2014年版．東京: 金原出版; 2014より一部改変）

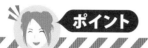

ポイント

- ☑ がんの痛みに対して包括的疼痛評価を行おう
- ☑ モルヒネ，フェンタニル，オキシコドンの特徴とオピオイドスイッチの意義を理解しよう
- ☑ オピオイドのレスキュー使用時は，持続痛か突出痛かを確認しよう
- ☑ コルセット等の非薬物療法も突出痛対応に有効
- ☑ オピオイド内服による腸管抑制は，耐性が形成されないので緩下剤内服継続が必要
- ☑ オピオイド内服による嘔気は，1～2週で耐性が形成される

参考文献

1) Gonzales GR. The impact of a comprehensive evaluation in the management of cancer pain. Pain. 1991; 47: 141-4.
2) Mercadante S. Breakthrough pain in oncology: a longitudinal study. J Pain Symptom Manage. 2010; 40: 183-90.
3) Ben-Aharon I. Interventions for alleviating cancer-related dyspnea: a systematic review. J Clin Oncol. 2008; 26: 2396-404.
4) 中谷俊彦. オピオイドと副作用対策. 癌と化学療法. 2017; 44: 294-7.

緩和医療におけるオピオイドの使い方

Memo 緩和医療におけるオピオイドの使い方について，気が付いたことを書き込みましょう

Chapter **12**

緩和医療における鎮痛
補助薬と神経ブロック

Introduction

緩和医療では，オピオイドに加えてさまざまな鎮痛補助薬や神経ブ
ロック治療が行われます．
今日は，海江田先生が黒澤先生と，緩和医療領域の鎮痛補助薬や神
経ブロックについてディスカッションしています．

■■■緩和医療における鎮痛薬と鎮痛補助薬

術後鎮痛に用いられる静脈投与による鎮痛薬としては，
NSAID であるフルルビプロフェンやアセトアミノフェンなど
種類は限定されていますね．一方，経口の NSAID は種類が豊
富ですね．

そうだね，**経口内服薬としての NSAID は非常にたくさん種
類がある**ね．NSAID には胃潰瘍や血小板凝集阻害の副作用が
あるよね．緩和ケアの場合，長期内服になるので特に合併症が
少ない NSAID が好まれるね．**力価の強いエトドラクやメロキ
シカムなどは，副作用も少なくて有効**だよ．

JCOPY 498-05552

なるほど．手術室の鎮痛薬投与は数日間ですが，緩和医療では長期間投与になるので，副作用対策も注意して処方していきます．

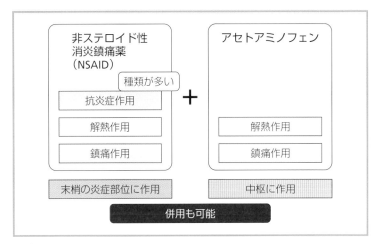

図12-1　●NSAID・アセトアミノフェンの併用も可能
非オピオイド鎮痛薬として，アセトアミノフェンとNSAIDが用いられる．
アセトアミノフェンは，末梢での抗炎症作用を持たない．

　鎮痛補助薬はどんなものがありますか？

　腫瘍の神経への浸潤により，神経障害痛が発生し，脊椎転移などで二次的に神経根障害なども発生するね．そのために，抗けいれん薬や抗うつ薬が用いられるね．

　ペインクリニックのところで学んだアプローチと同じですね．ただ，効果発現に時間がかかることや，それぞれに副作用があるので，注意して処方しないといけませんね．

　その通りです．神経障害痛に対する薬剤だけでなく，ステロイドやビスホスホネートなども痛みを取るという意味から鎮痛補助薬に分類されるのだよ．

鎮痛機序が異なるものなので，オピオイドスイッチや投与量変更時も，継続して鎮痛補助薬を処方することが大切だね.

表12-1 ● 鎮痛補助薬の一覧

分類	薬剤	注意すべき主な副作用
抗うつ薬	アミトリプチリン アモキサピン ノルトリプチリン	眠気，口内乾燥，便秘，排尿障害，霧視など
	パロキセチン フルボキサミン	嘔気（開始初期に多い），食欲不振，頭痛，不眠，不安，興奮など
抗けいれん薬	カルバマゼピン	ふらつき，眠気，めまい，骨髄抑制など
	バルプロ酸	眠気，嘔気，肝機能障害，高アンモニア血症など
	フェニトイン	眠気，運動失調，嘔気，肝機能障害，皮膚症状など
	ガバペンチン	眠気，ふらつき，めまい，末梢性浮腫など
	クロナゼパム	ふらつき，眠気，めまい，運動失調など
抗不整脈薬	メキシレチン	嘔気，食欲不振，腹痛，胃腸障害など
	リドカイン	不整脈，耳鳴，興奮，けいれん，無感覚など
NMDA受容体拮抗薬	ケタミン	眠気，ふらつき，めまい，悪夢，嘔気，せん妄，けいれん（脳圧亢進）など
中枢性筋弛緩薬	バクロフェン	眠気，頭痛，倦怠感，意識障害など
コルチコステロイド	ベタメタゾン デキサメタゾン	高血糖，骨粗しょう症，消化性潰瘍，易感染性など
ベンゾジアゼピン系 抗不安薬	ジアゼパム	ふらつき，眠気，運動失調など
ビスホスホネート	パミドロン酸・ ゾレドロン酸	顎骨壊死，急性腎不全，うっ血性心不全，発熱，関節痛など

（日本緩和医療学会. がん疼痛の薬物療法に関するガイドライン2010年版. 東京: 金原出版; 2010. p.67より一部改変）

● 緩和医療における NSAID とアセトアミノフェンの違いを 理解して駆使しよう

① アセトアミノフェン

アセトアミノフェンは，消化管障害や腎機能障害を生じにくいのが特徴です．しかし，何度も強調しているようにアルコール多飲者や肝機能障害のある患者では肝不全発生に注意が必要です．アセトアミノフェンは，内服薬，坐薬，注射薬と剤型が豊富なことも，緩和医療での処方に魅力です．

1 日最大投与量は 4,000mg で，投与間隔は 4 ～ 6 時間以上が推奨されています．すなわち，アセトアミノフェン 1,000mg製剤の静脈投与を 6 時間おきに施行することも許容されます．

② NSAID

NSAID は，ステロイド構造以外の抗炎症作用，解熱作用，鎮痛作用を有する薬物の総称です．NSAID は，種類が非常に多いため，「鎮痛効果」，「作用時間」，「副作用」を考慮して薬剤を選択します．胃潰瘍の予防として，プロトンポンプ阻害薬または高用量 H_2 ブロッカーの併用が推奨されています．

胃粘膜の上皮細胞ではシクロオキシゲナーゼ（COX）-1 が定常的に発現しており，細胞保護効果をもつプロスタグランジンの産生に関わっています．そして，NSAID により COX-1が抑制されることで胃潰瘍が発生します．

国内で利用可能な NSAID は程度の差はあっても，COX-1および COX-2 の両活性も抑制します．選択的 COX-2 阻害薬としてセレコキシブがあり，比較的 COX-2 阻害の選択性が高いものにエトドラク，メロキシカムがあります．**長期間のNSAID 投与にはこれらの COX-2 選択性の高い NSAID が有効**です．

緩和医療における神経ブロック

 緩和医療領域でも神経ブロックが行われることがあると聞いたのですが？

 そうだね，神経ブロックにより有効な除痛ができれば，オピオイド使用量を大幅に減らすことができるね．使用オピオイド量が減れば，副作用を最小限にすることができるね．内臓神経ブロックや腹腔神経叢ブロックを行うことで，終末期の患者さんのオピオイド使用量や腸管抑制リスクが大幅に軽減できるね．

 なるほど，それは素晴らしいですね．手術の時も神経ブロックがよく効いていれば，術後鎮痛のオピオイド必要量を大幅に減らすことができますものね．

 ところで，緩和医療における神経ブロックの危険性と特徴はなんだろうか？

 やはり進行がん患者さんでは，凝固機能が低下していることや，ブロック中に腫瘍に接触して出血リスクがあることでしょうか？

 そうだね，緩和医療における神経ブロックの特徴として，局所麻酔薬によるブロックだけでは不十分で，アルコールやフェノールで神経破壊による神経ブロックを行うことも多いね．

 アルコールやフェノールは神経破壊作用があるのですね．手術室における硬膜外麻酔や脊髄くも膜下麻酔で『消毒薬が脊髄内に絶対に入らないように』と指導を受けていたのも同じ理由ですね．

 そうだね，あと**神経破壊を行うと感覚低下も発生する**から，患者さんにきちんと説明をしておかないといけないね．

わかりました．オピオイドや鎮痛補助薬とともに，神経ブロックは緩和医療における重要な鎮痛法なのですね．

表12-2 ●緩和医療領域に行われる神経ブロック

- 三叉神経ブロック
- 肋間神経ブロック
- 腹腔神経叢（内臓神経）ブロック
- 下腸間膜動脈神経叢ブロック
- 脊髄くも膜下フェノールブロック
- サドルフェノールブロック
- 神経根ブロック
- 持続硬膜外ブロック
- 持続くも膜下ブロック

● 緩和医療領域で行われるさまざまな神経ブロック

　緩和医療領域においても，フェノールブロックや内臓神経ブロックが有名ですが，その他にもさまざまな神経ブロックが行われます．しかし，進行がん患者では凝固能低下による出血傾向リスクを認識しましょう．

　日本ペインクリニック学会の「がん性痛に対するインターベンショナル治療ガイドライン」を参考にしましょう．下記に，主要な神経ブロックについてまとめました．

① 三叉神経ブロック

　上顎，下顎，口腔領域など，三叉神経領域のがんによる痛みに対して，局所麻酔薬による試験的ブロックの鎮痛効果がある場合，感覚低下が起こることを説明し同意を得た上で，アルコールまたは高周波熱凝固法を用いて行います．

② 肋間神経ブロック

　がんの胸壁浸潤や肋骨転移による胸部の体性痛に対して，局所麻酔薬による試験的ブロックの鎮痛効果が確実な場合に，高

濃度局所麻酔薬，5 ～ 10%フェノールまたは高周波熱凝固法を用いて行います．

③ 腹腔神経叢ブロック（内臓神経ブロック）

　上腹部のがん性内臓痛，特に膵臓がんによる痛みに対して，局所麻酔薬での試験的ブロックで鎮痛効果が確認できれば，エタノールを用いて神経破壊を行います．腹腔神経叢ブロック（内臓神経ブロック）の副作用として起こる腸蠕動亢進は，オピオイドの副作用である便秘に対して有用です．

④ 下腸間膜動脈神経叢ブロック

　腹腔神経叢ブロック（内臓神経ブロック）と同様に，下腹部のがん性内臓痛に対して，局所麻酔薬での試験的ブロックで鎮痛効果が確認できれば，エタノールを用いて行います．

⑤ 脊髄くも膜下フェノールブロック

　胸部や腹部での片側性の限局した体性痛に対して，当該脊髄神経後根をくも膜下腔内で遮断する方法です．適切な体位の下に，7 ～ 10%フェノールを注入します．合併症として，脊髄障害，四肢の運動障害や膀胱直腸障害があります．

⑥ サドルフェノールブロック

　直腸がん術後の旧肛門部痛や会陰部痛に対して行われます．坐位で，くも膜下腔内に7 ～ 10%フェノールを注入します．合併症として，膀胱直腸障害が起こる可能性があります．

⑦ 持続硬膜外ブロック

　手術室における持続硬膜外鎮痛と同様に，硬膜外腔にカテーテルを留置し，局所麻酔薬を連続的あるいは必要に応じて間欠的に注入します．感染予防のため，皮下トンネル作成，ポート植込みや，自己調節鎮痛（PCA）を行う方法もあります．

⑧ 持続くも膜下ブロック

痛み部位の支配領域のくも膜下腔内にカテーテルを留置し，運動神経麻痺ができるだけ起こらないように，局所麻酔薬濃度を微調整します．がんの神経浸潤による神経障害疼痛にも有効です．他の方法ではコントロールできない痛みに対して有効ですが，髄膜炎などの合併症もあり，定期的なモニタリングが必要です．

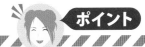

- ☑ 鎮痛薬として NSAID とアセトアミノフェンの併用も可能
- ☑ NSAID はさまざまな種類があり，副作用に注意しよう
- ☑ 神経障害痛に対する薬剤は，副作用の発現に注意しよう
- ☑ 神経ブロックによりオピオイド使用量，副作用を軽減させることができる
- ☑ 緩和医療領域の神経ブロックは出血などに注意しよう

参考文献

1）厚生労働省・日本医師会，編．癌緩和ケアに関するマニュアル改訂 3 版．日本ホスピス・緩和ケア研究振興財団．2010.

2）Hanks G. Oxford textbook of palliative medicine, 4th ed. Oxford: Oxford University Press; 2010; 670.

3）Bennett MI. Prevalence and aetiology of neuropathic pain in cancer patients: A systematic review. Pain. 2012; 153: 359-65.

4）Rayment C. Neuropathic cancer pain: Prevalence, severity, analgesics and impact from the European Palliative Care Research Collaborative-Computerised Symptom Assessment study. Palliat Med. 2012; 27: 714-21.

5）Yan BM. Neurolytic celiac plexus block for pain control in unresectable pancreatic cancer. Am J Gastroenterol. 2007; 102: 430-8.
6）日本ペインクリニック学会，編．がん性痛に対するインターベンショナル治療ガイドライン．東京：真興交易(株)医書出版部；2014.

Memo　緩和医療における鎮痛補助薬と神経ブロックについて，気が付いたことを書き込みましょう

Chapter 13

緩和医療での痛み以外の症状緩和を学ぼう

Introduction

緩和ケアを受ける患者の苦痛は，「身体的」，「精神的」，「社会的」，「スピリチュアル」などさまざまな性質を持ちます．

身体的な症状も，痛み以外にさまざまです．特に呼吸困難，消化器症状，倦怠感などは，ほとんどの緩和ケアを受ける患者に発生します．

今日は，播磨先生が黒澤先生と緩和医療におけるさまざまな症状管理についてディスカッションしています．

■■ 呼吸困難症状への対応

　先生，緩和ケアにおける『根治よりも症状緩和主体』というイメージが少しつかめません．

　緩和ケアにおける諸症状の対応は，他の内科領域やクリティカルケア領域と少し考え方が異なるよ．すなわち，検査結果ではなく，患者さんの主観的症状に基づいて対応するということだよ．

どういうことでしょうか？

　まず，検査結果と症状の違いを考えてみよう．過換気症候群の患者さんでは，動脈血酸素飽和度は十分だよね．でも，患者さんは呼吸困難を示しているよね．これは，患者さんには呼吸困難という主観的症状があるということだね．対照的にCOPDの患者さんはどうでしょうか？動脈血酸素飽和度は低いけれど，患者さんに呼吸困難という主観的症状はないよね．

　そうですね．『検査結果ではなく患者さん自身の症状に基づいて治療を行う』のが緩和ケアということでしょうか？

　その通りだよ．**緩和ケアにおける呼吸困難は，『患者さんが呼吸困難症状を示しているかどうか』で判断する**のだよ．呼吸困難の原因は，低酸素だけでなく，不安や気道浮腫，気道閉塞などさまざまだからね．

　なるほど，よくわかりました．では，呼吸困難の治療はどうするのですか？

　ガイドラインでは3段階に分けられているけれども，ステロイドやモルヒネを始めとするオピオイドが症状緩和に有効ということは知っておこう．

　ステロイドが呼吸困難に有効なのですか？

　実は，**『長時間作用性のベタメタゾンなどのステロイドは，呼吸困難だけでなく，食欲増進や倦怠感除去にも有効』**なのだね．ただ，ステロイドにも副作用があるので，それぞれの患者さんの予後を考慮して処方しましょう．ステロイドは倦怠感除去作用に加えて，覚醒傾向になるので，眠前内服は不眠につながることもあります．なので，朝にステロイドを内服してもら

うと，副作用を最小限にできるかもしれません.

 　眠気をきたす神経障害痛の薬剤を眠前に内服していただくのと同じ考え方ですね．まさに，就眠と覚醒に合わせた内服の考え方ですね.

 　呼吸困難解除にエビデンスがあるオピオイドはモルヒネだけれども，腎障害患者さんでは排泄遅延があるため，禁忌だよね.だから，オキシコドンやフェンタニルなどの他のオピオイドを，呼吸困難症状に対して投与すべきこともあるよ.

 　他に，「ケア」のアプローチが大切と聞きましたがどのような例があるでしょうか.

 　呼吸困難は，匂いや体位などでも発生するので，風通しを良くすることや座位の維持などが有効なことがあるね．術後管理でも，肥満患者さんの背中をやや起こしてあげると，呼吸困難感は軽減するね．このようなケアの観点は，不快な症状緩和には有効なのだよ.

 　ケアの面は，病棟の看護師さんの話をよく聞いて対応していこうと思います.

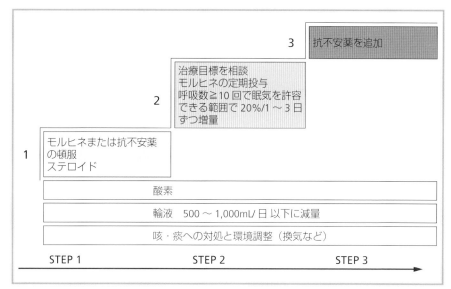

図13-1 ●呼吸困難の治療
(OPTIM「ステップ緩和ケア」P54を参考に作成)

● 呼吸困難症状への対応

　　呼吸困難は主観的な苦痛症状なので，「検査値」よりも「患
者さんの症状」を重視しましょう．血液ガス値で動脈血酸素飽
和度が正常範囲内でも，患者さんは呼吸困難を呈することがあ
ります．

　　前述したように，**がんによる呼吸困難に対してモルヒネの有
効性にはエビデンスがあります**が，他のオピオイドも有効な可
能性があります．呼吸困難症状の緩和に対しては，ステロイド
や抗不安薬などの薬物療法だけでなく，環境調整などのケアも
重要です．患者さんと相談しながら薬剤治療と環境調整を進め
ていく姿勢が大切です．

▓▓▓ 輸液治療や消化器症状への対応

　　終末期は輸液量を制限しないといけないと先輩から聞いたことがあります．

　　そうだね，終末期に輸液を通常量投与すると，気道分泌物増加や浮腫が起こり，不快な呼吸困難や消化器症状が発生することがあるね．

　　なるほど，輸液を制限しても大丈夫なのでしょうか？

　　いい質問です．実際に，輸液制限が予後を縮めるというエビデンスはありません．でも，消化管閉塞があるような場合や急性出血などで循環血液量が急激に減った場合は，積極的に輸液をした方がいいかもしれないね．それに，患者さんの口渇は輸液では改善しないことが示されています．なので，唇をしめらせるなどの看護ケアが口渇に有効だよ．

　　なるほど．**緩和医療において，看護ケアは非常に大切**ですね．

　　**看護学は患者さんの不安に寄り添い，症状緩和を大切にしているからね．薬剤的治療と共に施行することが大切だね．

　　ところで，嘔気や嘔吐も非常に患者さんにとって辛いことだと聞きました．術後の嘔気対策と同じですね．

　　そうだね，ただ，呼吸困難と同じで嘔気や嘔吐もさまざまなメカニズムで発生するからまずは原因を考えることが大切だよね．全身麻酔後の嘔気には，ドロペリドールやデキサメタゾン投与が有効だけど，メトクロプラミドは有効でないことがあるよね．でも帝王切開を脊髄くも膜下麻酔で行う場合には，メトクロプラミドを嘔気対策に用いることも多いよね．

なるほど，それぞれの原因を考慮して薬剤治療や環境調整を
行うのですね **表13-1** ，**図13-2** ．

表13-1 ●嘔気のさまざまな原因

●環境関連原因	●病態関連原因
嘔気誘発因子	消化管閉塞
不快な臭い	頭蓋内腫瘍
□にあわない食べもの	第8脳神経の刺激
不十分な□腔内ケア	幽門閉塞
	高カルシウム血症
●消化器関連原因	
便秘	●治療関連原因
胃の刺激	がん化学療法
胃膨満	腹部に対する放射線照射
胃炎	

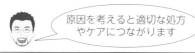
原因を考えると適切な処方
やケアにつながります

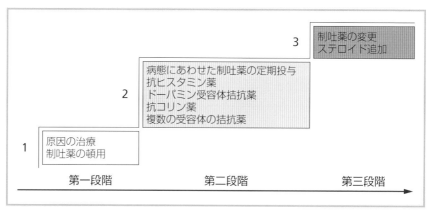

図13-2 ●嘔気・嘔吐の治療
(OPTIM「ステップ緩和ケア」P54を参考に作成)

● 消化器症状への対応

がん患者さんの消化器症状は，食欲不振から嘔気や嘔吐までさまざまです．このような消化器症状に適切に対応するために，まず原因の推測が重要です．嘔気嘔吐の原因は，「がん自体に起因するもの」，「薬剤に起因するもの」，「治療に起因するもの」などさまざまです．

不快な消化器症状に対しては，適切な治療やケアを行うことが大切です．特に「におい」は，食欲や嘔気に深く関係するため，看護師や栄養士をはじめとする多職種連携アプローチが大切になります．

また，口腔ケアなども消化器症状の軽減に非常に有効であり，歯科との連携も大切です．

● 終末期の輸液治療に対するエビデンスのまとめ

終末期の輸液治療に関しての現在のエビデンスは表の通りです．終末期の輸液管理を行う際の参考にしましょう．もちろん，経口摂取できるかどうか，持続的出血があるかどうかなどでも異なってくるので，患者さんの症状とエビデンスを組み合わせて治療を提供することが大切です．

表13-2 ●終末期輸液に関するエビデンス

① Performance Statusが低下した，もしくは消化管閉塞以外の要因で経口摂取が不可能な終末期患者さんに対して，輸液療法単独でQOLは改善できない
② Performance Statusがよく，消化管閉塞がある終末期がん患者さんでは輸液療法でQOLを改善できる可能性あり
③ 終末期がん患者さんで，過剰輸液は，浮腫，腹水，気道分泌による苦痛を悪化させる可能性あり
④ 終末期がん患者さんに対して，輸液で口渇は改善できず看護ケアが有効
⑤ 終末期がん患者さんに対して，輸液は薬剤性せん妄や急性脱水を改善することでQOLを改善する

(日本緩和医療学会 緩和医療ガイドライン委員会．終末期がん患者の輸液療法に関するガイドライン2013年版．東京：金原出版；2013年版．p.68より引用，一部改変)

■ 倦怠感への対応と鎮静について

　　先生，終末期に持続的鎮静を行う症例の適応判断等は難しそうです．

　　そうだね，どうしても尊厳死の問題と関連して，誤解されることがあるからね．あくまでも，**患者さんの耐え難い苦痛があり，他の治療法がない場合のみ緩和的鎮静の適応**になるよ．

　　なるほど，処置時や検査時の鎮静とは大きな差があるのですね．

　　そうだね，大切なことは，多職種で患者さんの苦痛除去について話し合い，鎮静の適応について討論すること，できる限り患者さんの意思を尊重することだよ．

　　教科書には，間欠的鎮静から開始して持続的鎮静に移行するとあります．

　　そうだね，例として1日14時間の活動が耐えられない場合，1日8時間の活動時間に制限することが有効なこともあります．この考え方をエネルギー温存療法と言います．16時間を間欠的鎮静などで休んでおくと，覚醒時に倦怠感なく過ごせることもあるよ．だから，まずは間欠的鎮静を行って，患者さんのエネルギーをできるだけ有効に使ってもらうアプローチが大切だよ．

　　イメージがなんとなく理解できました．患者さんの意思を尊重して，できる限り苦痛を取るためにはどうするかというアプローチが基本です．

　　その通りだよ．患者さんの痛みを始めとする不快な症状を，いかにして多職種で支えていくかが，緩和ケアのポイントだよ．

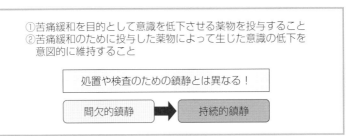

①苦痛緩和を目的として意識を低下させる薬物を投与すること
②苦痛緩和のために投与した薬物によって生じた意識の低下を
　意図的に維持すること

処置や検査のための鎮静とは異なる！

間欠的鎮静 ➡ 持続的鎮静

図13-3 ●苦痛緩和のための鎮静

● 苦痛緩和のための鎮静

　鎮静によってしか緩和されない苦痛を有する患者さんに，鎮静が適用されない場合，患者さんは不必要な苦痛を体験することになります．しかし，終末期鎮静は不可逆的な側面もあるため，非常に慎重に行う必要があります．

　耐えがたい苦痛とは，①患者さん自身が耐えられない，②（意思表現できない場合），患者さんの価値観から耐えがたいことが家族や医療チームにより十分推測される苦痛と定義されます．

　鎮静の対象になりうる症状は，せん妄，呼吸困難，過度な気道分泌，痛み，嘔気・嘔吐，倦怠感，不安，抑うつ，心理的・スピリチュアルな苦痛などです．

　不安，抑うつ，心理的・スピリチュアルな苦痛が単独で対象症状となることは例外的なので，適用判断は慎重に行いましょう．フローチャートに示すように，あくまでも耐え難い苦痛に関して，チームで話し合い，患者さんや家族の意向を十分に反映して，「間欠的鎮静」から「持続的鎮静」への移行を行います．

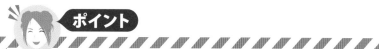

ポイント

- ☑ がん患者さんの不快な症状には，薬剤治療だけでなく環境調整などのケアも大切
- ☑ がん患者さんの呼吸困難には，ステロイドやモルヒネを始めとするオピオイドが有効
- ☑ がん患者さんの消化器症状は，原因を想定して，薬剤やケアを選択しよう
- ☑ 終末期がん患者さんでは，過剰輸液が不快な症状を引き起こすこともある
- ☑ 終末期がん患者さんの耐え難い苦痛には，鎮静を検討することもある

参考文献

1) 日本緩和医療学会 緩和医療ガイドライン委員会, 編. がん患者の呼吸器症状の緩和に関するガイドライン 2016 年版. 東京: 金原出版; 2016.
2) 日本緩和医療学会 緩和医療ガイドライン委員会, 編. 終末期がん患者の輸液療法に関するガイドライン 2013 年版. 東京: 金原出版; 2013.
3) 日本緩和医療学会 ガイドライン統括委員会, 編. がん患者の消化器症状の緩和に関するガイドライン 2017 年版. 東京: 金原出版; 2017.
4) 日本緩和医療学会 緩和医療ガイドライン委員会, 編. 苦痛緩和のための鎮静に関するガイドライン 2010 年版. 2010. 東京: 金原出版; 2010.

Memo

緩和医療での痛み以外の症状緩和について，気が付いたことを書き込みましょう

Chapter 14

痛み治療の
緊急トラブルと対応

Introduction

痛み治療に用いられる薬剤や神経ブロックにより，頻度は少ないものの，死亡につながる重篤な合併症が発生することがあります．
この章では，ペインクリニックや痛み治療におけるさまざまな合併症の早期発見や鑑別，早期対応について学んでいきます．
今日は，カンファレンスで，痛み治療の合併症について全員でディスカッションしています．

■■■ 星状神経節ブロックの合併症

痛み治療にもさまざまな合併症があります．経験を共有し学びを得るために，症例検討会を行います．松上先生，先日の星状神経節ブロック後の気胸症例についてプレゼンをお願いします．

はい，桑野種吉さん，63 歳男性．上肢外傷後の CRPS に対して 4 回目の星状神経節ブロックを行いました．ブロック施行時，嗄声と嚥下困難が見られましたが，血圧などのバイタル

サインは不変でした．ブロック施行 15 分後に，呼吸困難と頸部腫脹を認めました．頸部 CT を撮影したところ，気管を圧排する血腫を認めました．直ちに緊急コールを行い，気管挿管管理を行いました．動脈損傷による血腫形成を疑い，酸素化をモニタリングしながら持続的圧迫止血を行いました．症状は消失し，翌朝退院されました．

 たとえ超音波ガイド下に星状神経節ブロックを施行しても，合併症は一定の確率で起こりますからね．やはり，一定の時間観察し，星状神経節ブロックの作用として発生する嗄声や嚥下困難以外の重篤な合併症を鑑別する必要があります．

 星状神経節ブロックは他にどんな合併症がありますか？

 頸部の神経ブロックにおいて，**「局所麻酔薬中毒」**，**「偶発的くも膜下投与」**，**「血管損傷による血腫形成」**の 3 つは，**生命の危機につながる**ね．偶発的くも膜下投与は即時的に発生し，血腫形成は時間経過によらず発生することが多いのが特徴です．

 なるほど，バイタルサイン測定や患者さんの観察は非常に大切ですね．

 そうですね．特に咽頭後壁血腫は遅発性に発生することもあり，患者さんに夜間緊急対応について説明しておくことが大切です．また，頸部でも腕神経叢ブロック腋窩上アプローチは気胸のリスクがあることも理解しておきましょう．

表14-1 ● 星状神経節ブロックの合併症

- 嗄声や嚥下障害は頻度が多い（効果の裏付け）
- 偶発的くも膜下投与
- 神経損傷
- 局所麻酔薬中毒
- 血腫形成（咽頭後壁血腫）

● 星状神経節ブロックによる合併症

　　頸部の神経ブロックである星状神経節ブロックによる合併症（局所麻酔薬中毒，偶発的くも膜下投与，血腫形成など）は重篤な予後につながります．これらの合併症は，発症時期も，施行直後から数時間後に及ぶため，早期徴候認識と継続的観察が大切です．

　　嗄声や嚥下障害等予想される合併症だけでなく，心停止に至る合併症の早期発見のための徴候を意識することが大切です．さらに，咽頭後壁血腫など術後数時間以降に気道閉塞を起こすこともあるため，緊急時連絡や危機対応システムの整備が重要です．

■■ 頸部硬膜外ブロックの合併症
～偶発的くも膜下投与時には最大の注意を～

　　先生，偶発的くも膜下投与が発生した場合，どのように対応すればいいでしょうか？

　　非常にいい質問です．**脊髄くも膜下麻酔で，C領域に局所麻酔薬が到達すると呼吸および循環抑制が発生する**と学んだよね．頸部硬膜外麻酔での偶発的くも膜下投与では，C領域の頸髄に局所麻酔薬が投与される．すぐに，呼吸停止や高度徐脈，場合によっては心停止につながるね．だから，頸部硬膜外ブロッ

クを行う場合は，偶発的くも膜下投与の危険性を常に意識しましょう．

- 緊張性気胸
- 局所麻酔薬中毒
- <u>くも膜下薬剤偶発投与</u>　➡　上肢および下肢の不動化
　　　　　　　　　　　　　　　呼吸中枢への影響による呼吸抑制
　　　　　　　　　　　　　　　　　　　　（C4 以上）
- 神経損傷　　　　　　　　　　循環中枢への影響による循環抑制
- 感染
- 血腫形成

図14-1 ●頸部硬膜外ブロックの合併症

怖いですね．頸部の神経ブロック後は特に注意します．

　例えば，手術麻酔で，硬膜外カテーテルを胸部から挿入した場合，頸部領域までカテーテルが進むこともあります．その際に，カテーテルがくも膜下に迷入した場合，同じことが発生します．ペインクリニックで起りうる合併症は，手術麻酔でも同様に発生する可能性があります．**静脈内・硬膜外・くも膜下の各投与経路による必要薬剤量の目安が 100：10：1 である**ことも覚えておきましょう．

　硬膜外麻酔を行う際に神経損傷に注意がいきますが，必ず偶発的くも膜下投与に注意します．

静脈内：硬膜外：くも膜下＝100：10：1

硬膜外麻酔を試みてくも膜下偶発投与になれば，
予測効果の 10 倍以上の効果（副作用）発現

図14-2 ●投与経路による必要薬剤量の目安

▥ 局所麻酔薬中毒の予防と早期発見

　　研修医時代の病院で，動脈内に局所麻酔薬が誤投与され，中毒症状を呈した症例を経験しました．投与量は 2%のリドカイン 10mL でしたが，めまいと口のしびれが出た後，興奮が発生しました．気道確保を行い，けいれん予防のためにミダゾラムを準備しました．バッグバルブマスクによる換気補助中に，脂肪乳剤を投与したところ，意識清明に回復しました．

　　それは，大変な経験をしましたね．でも，迅速に局所麻酔薬中毒の初期症状に気づいて，興奮症状に移行した段階で補助換気と Lipid Rescue™ を行い，抑制症状に陥るのを防げた訳ですね．

　　少量の局所麻酔薬でも血管内投与されることで，局所麻酔薬中毒の作用を示してしまうということですね．

　　その通りですね．だから，局所麻酔薬を投与する際は，常に中毒症状を意識しましょう．**超音波ガイド下神経ブロックを全身麻酔下で行う際は，患者さんが症状を訴えることができないため，特に注意**が必要です．

　　低酸素やアシドーシスなどの際は局所麻酔薬中毒が発生しやすいのですね．代謝性アシドーシスを呈する敗血症手術の際の神経ブロックにも注意します．

　　万が一，局所麻酔薬中毒を疑った際は，できるだけ早期に脂肪乳剤を投与することが大切ですね．

　　初期投与量を迅速に計算できるように記憶しておきます．

　　そうですね．**外来や病棟で，救急カートや脂肪乳剤がどこにおいてあるかを認識することも非常に重要**です．

Chapter ⑭

痛み治療の緊急トラブルと対応

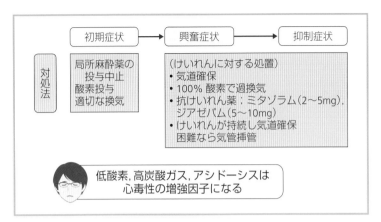

図14-3 ●中枢神経毒性の対処法

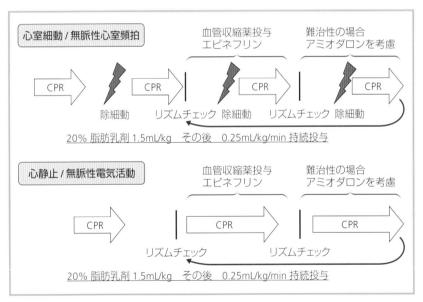

図14-4 ●局所麻酔薬中毒による心停止でのLipid Rescue™
(駒澤伸泰. 総説. 臨床麻酔. 2016; 40: 1105-11より一部改変)

● 局所麻酔薬の偶発的くも膜下投与

　神経ブロックを行う際には，局所麻酔薬など投与による偶発的くも膜下ブロックによる呼吸停止，循環抑制に対する注意が必要です．特に頸部硬膜外麻酔の偶発的くも膜下投与では，呼吸循環中枢の抑制が発生するために，迅速な発見と対応が必要です．経皮・経静脈ペーシングやプロタノール持続投与等が必要なこともあります．

● 局所麻酔薬中毒による心停止

　神経ブロックの普及により，比較的高用量の局所麻酔薬を使用する腹横筋膜面ブロック等では，局所麻酔薬の血管内投与による局所麻酔薬中毒に注意します．Lipid rescue™ などの特殊な治療法への習熟が必要です．**局所麻酔薬中毒の徴候と初期対応の再確認や心停止時の脂肪乳剤の投与量等だけでなく，発生時の院内急変対応システム整備**も重要です．

■ 痛みの内服薬による合併症

　神経障害痛に使用される薬剤にはさまざまな合併症があります．**プレガバリンやガバペンチンなどの Ca チャンネルα2δリガンド薬には，合併症として眠気がある**ため，患者さんの身体が慣れるまでは，特に注意が必要です．

　以前，デュロキセチンを内服開始された患者さんが，ミオクローヌスと異常発汗，混乱を示したために，セロトニン症候群と診断されました．

　セロトニン症候群と悪性症候群は似ている病態と思いますが，鑑別はどのようにすればいいでしょうか？

　セロトニン症候群はミオクローヌスを示しますが，悪性症候群は示さないね．後，セロトニン症候群は 24 時間以内に発症

することがほとんどだけど，悪性症候群は 7 〜 10 日で発症することが多いね.

　セロトニン症候群の治療は，どのようにすればいいでしょうか？

　基本的に原因薬剤の中止と対症療法になるね．セロトニン症候群を起こした状態で社会生活を営むことは難しいから，入院して経過観察するのが基本かな．鑑別のために，それぞれの特徴を押さえておこう **表14-2** ，**表14-3** ．

表14-2 ●セロトニン症候群と悪性症候群

	セロトニン症候群	悪性症候群
薬剤投与から発症までの時期	24時間以内に発症	7 〜 10日
ミオクローヌス	しばしば起こる	あまり起こらない

表14-3 ●セロトニン症候群の徴候

自律神経症状
• 体温上昇，異常発汗，緊張，高血圧，心拍数増加，嘔気，下痢

神経筋症状
• ミオクローヌス，筋強直，振戦，反射亢進

精神症状
• 混乱，興奮，錯乱，頭痛，昏睡

● セロトニン症候群への対応

　セロトニン症候群は，セロトニン取り込み阻害作用を有する抗うつ薬の使用により発生する緊急事態です．発症早期に診断が難しいこともありますが，重篤な場合は死に至るため，早期の対症療法が必要です．悪性症候群との鑑別が重要です **表14-2** ．

● 痛み治療関連の有害事象

　ペインクリニックや緩和医療領域での心肺停止などの急変は，呼吸や循環に大きく影響するものが多く，迅速な対応が必要です．2013年度に，ペインクリニック学会による有害事象調査が行われました（対象310施設，有効回答数199）．抗うつ薬，NSAID，アセトアミノフェン，強オピオイドなどの薬剤に関する有害事象が多く報告されました．

　さらに，インターベンショナル痛み治療，末梢神経ブロックに関連する事象に関しても，予期せぬ脊髄くも膜下ブロック，低血圧や局所麻酔薬中毒などが多数報告され，急変への迅速対応の重要性が示唆されました．これらの合併症は，手術室や救急初療室のような設備の整った環境ではなく，外来処置室で発生します．早期発見，早期対応が遅れることもあり，環境整備的な側面も重要です．

▦ 緩和領域の痛み治療における合併症

　緩和領域でも痛み治療による合併症は多いのでしょうか？

　非常にいい質問です．緩和領域の場合，ペインクリニックと異なり，大々的な合併症調査は難しい性質がありますね．全身状態が悪い患者さんに対して，利益と不利益を考慮して痛み治療を行うので，大きな効果が期待できる一方で，合併症が発生することも多いですね．

　内臓神経ブロックで高度低血圧になった症例を多数経験しました．

　内臓神経ブロックや腹腔神経叢ブロックは，高度低血圧や下痢症状を示すことが，ブロック効果の一つだからね．ただ，高

度低血圧には，輸液とカテコラミン投与が必要なこともあるね．もちろん，効果の裏返しの合併症と，生命危機につながる合併症を鑑別しないといけないね．どのようなケースが生命に関わるかな？

　内臓神経ブロックの際に，腫瘍や血管損傷による持続腹腔内出血は非常に危険，だと思います．

　その通りだね．外科的な止血も難しいことも多いから，合併症に関しても十分な説明を患者さんに行ってから，内臓神経ブロックを行うことが大切だね　**表14-4**　．緩和の患者さんに，集中治療室などで全身管理などを行うことは難しいので，重篤な合併症が起きる可能性も事前にきちんと説明することが重要です．

表14-4　●内臓神経ブロックの合併症

- 一過性低血圧および起立性低血圧
- アルコールによる酩酊
- 下痢
- 血管損傷
- 後腹膜出血
- くも膜下注入
- 腎損傷

■■■ オピオイド離脱症候群

　先生，以前緩和の症例で，服薬コンプライアンスが悪く，日によってさまざまな反応をする患者さんがおられました．

　WHOのガイドラインにあるように，決まった時間の定期内服をしないと血中濃度がバラバラになってしまうね．その結果，過剰投与の状態になると眠気や呼吸抑制の症状が全面に出てしまうね．また，突然内服を中止したりすると，不眠や落ち着きのなさ，などの症状が出現するよ．これはオピオイド離脱症候

群というのだよ.

　なるほど，オピオイド内服中の患者さんが変な症状を訴えていれば，オピオイド離脱症候群の可能性も考慮して内服状況を確認することも必要ですね.

　その他，先ほどの内臓神経ブロックなどで痛みがなくなったからと言って，突然オピオイドを中止するとオピオイド離脱症候群が起きることがあります. 基本的に対症療法で解決しますが，鑑別として知っておくべきですね.

● オピオイド離脱症候群

　オピオイド離脱症候群も稀ですが，神経ブロック後の急激なオピオイド中止や，内服コンプライアンスが低い場合，消化管閉塞などによる内服不能時に発生する可能性がある緊急事態です. 症候としては，筋肉痛，落ち着きのなさ，不安感，流涙，不眠，あくびなどさまざまであり，綿密な経過観察と対症療法が必要です.

■ 痛み治療の合併症対応の知識を手術室麻酔に

　さて，いよいよ，この痛み治療を課題とした麻酔科研修実況中継第5巻も終わりに近づいてきました. この本の筆者は，何を強調したかったと思いますか？

　黒澤先生は筆者の化身のようですね（笑）. 手術の痛みや術後鎮痛から解説が始まり，そのイメージからペインクリニックや緩和医療の話題へ移っていきました.

　そして，ペインクリニックや緩和医療で学んだ知識を手術室に還元できるようにという姿勢があったと思います.

　特に，この章の合併症対応は，手術室や集中治療室における鎮痛での注意点につながると思います.

そうだね，一見異なるように見える手術麻酔，ペインクリニック，緩和医療だけれども痛みに関する基本的な考え方は変わらないよね．それぞれのアプローチが異なる面もありますが，『疼痛治療学』として共通項を，しっかり理解しましょう．

 ポイント

- ☑ 星状神経節ブロックや頸部硬膜外ブロックでは，偶発的くも膜下投与や遅発性血腫の合併症がある
- ☑ 偶発的くも膜下投与は，呼吸停止や心停止が発生する可能性がある
- ☑ 局所麻酔薬中毒時の Lipid Rescue™ を理解しよう
- ☑ セロトニン症候群は薬剤投与 24 時間以内に発生し，悪性症候群は 7 〜 10 日後に多く発生する
- ☑ 内臓神経ブロック後の血管損傷やくも膜下偶発投与に注意しよう

参考文献

1) 間宮敬子. 星状神経節ブロック後に出現した再出血を伴った後咽頭血腫の 1 例. 日臨麻会誌. 2012; 32: 513-8.
2) 益田律子. 日本ペインクリニック学会安全委員会・2012 年有害事象調査報告と課題. 日ペ会誌. 2013; 20: 319-20.
3) 小田 裕. 脂肪乳剤は局所麻酔薬中毒の救命に役立つか. 日臨麻会誌. 2010; 30: 523-33.
4) Neal JM. American Society of Regional Anesthesia and Pain Medicine checklist for managing local anesthetic systemic toxicity: 2012 version. American Society of Regional Anesthesia and Pain Medicine. Reg Anesth Pain Med. 2012; 37: 16-8.

エピローグ

　さて，季節は移り変わり，中山，播磨，海江田の3人が麻酔科に入局して1年が経過しました．3人は，1年間の大学での研修の後，それぞれ，教育病院群である市中病院において研修を行うことになります．

　今日は，送別会が創作居酒屋「はるき」で行われています．

　皆さん，1年間麻酔科レジデントとしての研修本当にお疲れ様でした．楽しいこともあれば，苦しいことも悲しいこともたくさんあったでしょう．しかし，逆に言えば，充実した時間であったと言えますね．皆さんは，これから教育病院群で研修を行うことになります．地域の**教育病院群では，大学病院とは違うさまざまなことを学ぶことができます**．術前診察も全部自分で行って，術後指示，術後診察も指導医に聞きながらも，主体を持って行わなくてはいけません．大学病院ほど大掛かりな手術はなくとも，主体性を持った麻酔科診療を学んでください．

　先生，ということは，麻酔科専門医になるためには大学病院だけでは不十分ということでしょうか？

　その通りです．病院の規模により行われる手術の大きさや種類は異なるから，麻酔科専門医になるためには，いろいろな病院で臨床経験を積む必要がありますね．大学病院にもいろいろな種類の大学病院があるけれどね．**さまざまな規模や医療文化を持った施設で研修することはとても大切**だよ．私も，有馬市民病院のような自治体病院や播磨がんセンターみたいな専門病院で研修したけど，それぞれ非常に勉強になったよ．

なるほど，教育病院群での研修で気をつけることは何でしょうか？

やはり，**そこで働く医療従事者や医療文化を尊重し，学べることは全て学ぶという姿勢を維持**できるかだね．

先生，初期臨床研修医の時からずっと気になっていたのですが，3年間先生と一緒にいて不思議なことがあります．医師の教育は，教える側にはあまりメリットがないような気がします．何故，先生は教育にここまで力を入れられるのでしょうか？

私だって，できない研修医だったさ．いや，特にできが悪かったかもしれない．でも，そんな中で，私が麻酔科専門医として日常診療で周囲に大きな迷惑をかけずに活動できているのは，全てこれまでの指導医の先生方や麻酔科学会のお蔭なのだよ．

確かに教えてもらえる人がいるから，学べる訳ですね．

医師は，パソコンや本だけでは成長しないよ．患者さんとの触れあいだけでなく，先輩麻酔科医，外科医との対話の中で成長すると思うのだ．難しい言い方をすれば，知識は本で学べる，技術はシミュレーションで補助できる．でも，**臨床判断，多職種連携，コミュニケーションなどのノンテクニカルスキル獲得はそれぞれの臨床研修が一番大切**だと思う．

なるほど，確かに臨床現場でしか学べないことがたくさんあると思います．

多くの方が辛抱強く，それぞれの医療文化の中で私を育ててくれた．だから，『私が今まで先輩から受けてきたアートをみんなに伝えることは私の義務』なのだよ．**医師は，医師が育て，育った医師が次の医師を育てるのだ．育てる立場にいられることは誇らしいこと**なのだよ．

黒澤先生，僕，立派な麻酔科医になれるように頑張ります．患者さんに安全と快適さを提供し，看護師さんから信頼され，外科医からも陰口をたたかれない立派な麻酔科医になります．そして何よりも，同じ道を進む医師たちに麻酔科学や周術期管理の重要性を伝えられるように頑張ります．

　これからは，どちらが良き麻酔科医であるか競っていこうな．

　そうして，3 人の麻酔科レジデントは教育病院への研修に旅立っていきます．

　そして，彼らはいつの日か指導医になるのです．

参 考 文 献

- 大瀬戸清茂，監修．ペインクリニック 診断・治療ガイド―痛みからの解放とその応用．東京：日本医事新報社；2013．
- 日本ペインクリニック学会治療指針検討委員会，編．ペインクリニック治療指針 改訂第5版．東京：日本医事新報社；2016．
- 神経障害性疼痛薬物療法ガイドライン改訂版作成ワーキンググループ，編．神経障害性疼痛薬物療法ガイドライン 改訂第2版．東京：日本医事新報社；2016．
- 日本ペインクリニック学会非がん性慢性疼痛に対するオピオイド鎮痛薬処方ガイドライン作成ワーキンググループ，編．非がん性慢性疼痛に対するオピオイド鎮痛薬処方ガイドライン 改訂第2版．東京：真興交易(株)医書出版部；2017．
- 賀 普仁，編．痛みの症状別針灸治療．東京：静風社；2015．
- 宮崎東洋．ペインクリニック―痛みの専門誌 神経ブロックを極める．東京：真興交易(株)医書出版部；2011．
- 森本康裕．LiSA コレクション 超音波ガイド下末梢神経ブロック 第2巻 実践25症例．東京：メディカル・サイエンス・インターナショナル；2021．
- 佐倉伸一．周術期超音波ガイド下神経ブロック．東京：真興交易(株)医書出版部；2014．
- 森田達也，木澤義之，新城拓也．続・エビデンスで解決！ 緩和医療ケースファイル．東京：南江堂；2016．
- 森田達也．緩和ケアレジデントマニュアル．東京：医学書院；2016．
- 川真田樹人．手術後鎮痛のすべて（痛みの Science & Practice）．東京：文光堂；2013．
- POPS 研究会．術後痛サービス（POPS）マニュアル．東京：真興交易(株)医書出版部；2011．

あ と が き

　さて，麻酔科研修実況中継第 5 巻を読了いただき誠に有難うございました．1 ～ 3 巻が初期臨床研修医編，4 ～ 5 巻が麻酔科レジデント編で，これで完了です．私の専門外である集中治療編，心臓麻酔編などは責任が持てないので執筆予定はありません．

　この第 5 巻は，麻酔科レジデントの先生方にできるだけ，術後鎮痛，ペインクリニック，緩和医療に共通する痛み治療の考え方を理解していただくことを目的に作成しました．そして，痛み治療の考え方を知ることで，手術室での術後鎮痛をはじめとする周術期管理に活かしていただければ，と思います．著者自身も『ペインクリニックと緩和医療を学ぶことで，進行がん患者さんの周術期管理に活かせた部分が大きかった』，と感じています．

　術後鎮痛，ペインクリニック，緩和医療はそれぞれアプローチや考え方が少しずつ異なりますが，患者さんの苦痛を取るという根源の部分は不変です．そのイメージをつかんでいただき，皆さんそれぞれの痛み治療に関するアプローチを積み上げていっていただければ，と思います．

　麻酔科研修実況中継は，これで終わりです．この書の目的は，私が初期臨床研修医やレジデントだったころから持っていた疑問および，指導医となってから研修医やレジデントから受けた質問に対して，納得のいく答えを提供するために作成しました．

　もちろん，この後は成書によるしっかりとした学習が必要なことはいうまでもありません．この本が，麻酔科レジデントの臨床推論，臨床判断能力というノンテクニカルスキル養成に役立つことを祈って，ペンを置きたいと思います．

さらに，私のさまざまなイラストや編集希望に我慢強くお付き合いいただきました中外医学社企画部弘津香奈子様，編集部歌川まどか様にも心より御礼申し上げます．

著者　記

索 引

麻酔科研修　実況 中継！　第5巻
術後・ペインクリニック・緩和医療での
痛み治療編　　　　　　　　　　　　　　　 ©

| 発　行 | 2023 年 12 月 1 日　初版 1 刷 |

| 監修者 | 荻　野　祐　一 |
| 著　者 | 駒　澤　伸　泰 |

| 発行者 | 株式会社　中 外 医 学 社 |
| | 代表取締役　青　木　　　滋 |

〒162-0805　東京都新宿区矢来町 62
電　　話　　(03) 3268-2701 (代)
振替口座　　　00190-1-98814 番

印刷・製本/三和印刷(株)　　　　　　　　＜KH・MU＞
ISBN978-4-498-05552-0　　　　　Printed in Japan

JCOPY ＜(株)出版者著作権管理機構 委託出版物＞